U0347831

天麻文化學

Gastrodia elata Culturology

杨昆宁◎著

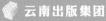
云南出版集团

YNK 云南科技出版社

图书在版编目（CIP）数据

天麻文化学 / 杨昆宁著. -- 昆明：云南科技出版社，2018.11
ISBN 978-7-5587-1807-6

Ⅰ. ①天… Ⅱ. ①杨… Ⅲ. ①天麻—文化研究 Ⅳ. ① R282.71

中国版本图书馆 CIP 数据核字（2018）第 263925 号

天麻文化学

    杨昆宁　著

责任编辑：王　韬
封面设计：刘　雨
责任校对：张舒园
责任印制：蒋丽芬

书　　号：978-7-5587-1807-6
印　　刷：云南出版印刷（集团）有限责任公司　云南新华印刷一厂印刷
开　　本：850mm×1168mm　1/32
印　　张：7.25
字　　数：195 千字
版　　次：2018 年 12 月第 1 版　2018 年 12 月第 1 次印刷
定　　价：36.00 元

出版发行：云南出版集团公司　云南科技出版社
地　　址：昆明市环城西路 609 号
网　　址：http://www.ynkjph.com/
电　　话：0871 - 64190889

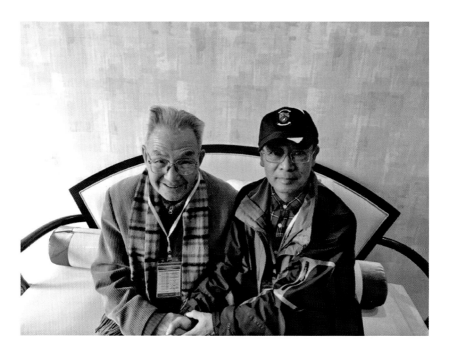

"中国天麻之父"周铉教授（左）与杨昆宁教授

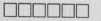

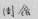
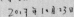

小草棋天麻甲天下

英国（海外）圣经公会出版《东方地图》百年纪念
The 100th Anniversary of the Publication of Oriental Map by British oversea Bible Society

周舍
2017年10月23日

ENGLAND
CORNWALL

邮政编码

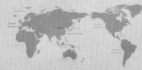

657600

昭通市彝良县小草坝镇写范岭
中国天麻博物馆

英国（海外）圣经公会出版《东方地图》百年纪念
The 100th Anniversary of the Publication of Oriental Map by British oversea Bible Society

杨品等 教授

贵州威宁石行

ENGLAND
CORNWALL

邮政编码 553132

自　序

当读者拿起《天麻文化学》这本新学科书籍时，一看到"天麻"二字，就会在头脑中浮现出对天麻的感知认识，如天麻是一种名贵中药材，是一种治病养身的补品，常用来制作药膳。可以说名贵中药材构成了读者对天麻的核心认识和理解。其实，在本草文献中天麻就被列为"上品"，有"补益上药，天麻第一"之说。换而言之，对于天麻的文化记忆，历史可追溯到上古时期。在我看来，天麻文化学是一件兜底的大学科，是一部五千年的大文化，表面上看起来清静无为，实际上"药食天下，烹饪治国"。

下面，我们可以一窥本书的脉络和内容了。

在中国古代天麻已从生物学意义上升华到文化概念中，天麻不仅展现了它的自然属性，更侧重于表达它的文化属性、社会属性，是人与自然交流的人文产物，所以追求的是神似而非形似。

我撰写《天麻文化学》这本书，一方面，旨在创立自己的天麻文化学体系，构建天麻文化学学科，提出天麻文化是研究天麻学科、发展天麻产业的软实力；另一方面，我的目的是夯实天麻文化学的学科理论，让广大的天麻从业人士相信，天麻文化学作为一种方法论、价值论、文化学，以及今天的互联网＋模式，这对天麻学科的研究、天麻产业的发展非常必要。天麻文化学的问世，将成为天麻研究者、天麻产业者和天麻消费者手中的一门新学科、一本新理论、一种新方法。从这个意义上讲，它即姓"社"（社会科学），又姓"自"（自然科学），是跨学科理论中的一个分支。

《天麻文化学》整部书都坐落在天麻文化的基础上，带有浓重的哲学思想、人文情趣、文化学色彩、药食论味道和互联网＋模式。全书通盘散发着天麻文化学的基本内容和学科动态。该书将天麻学科所涉及的内容进一步理论化、思想化、系统化，从学科定义、方法、概念、范畴，再到哲学精神、经济概说、药食思想、学科鉴识等方面，分门别类地概述出新思想、新潮流、创新力等方面的知识，几乎涉及了天麻学科的各个领域，既充分地把握了明确的文化性，又解决了物与史的结合。在学术上，我在博采众长的基础上，力图创新前进。本书第一章：天麻文化学的定义和方法，首次提出了天麻文化学中的概念释义、学科定义、基础理论、概念范畴等新思维、新观点，并从不同角度去诠释天麻学科与历史、哲学、社会、经济以及科学文化的内在联系，从而做到历史与逻辑的统一，学科与学科的跨界，这是一种大胆的尝试。以下各章，分别沿着天麻文化学的体系和历史发展脉络，贯串历史、人文、哲学、社会、经济和互联网＋模式的创新力量，从不同视角层面来阐述天麻文化学对天麻学科的植入，纂述天麻发现和利用的历史沿革和发展，强调天麻文化学是天麻产业的软实力的现实意义，为弘扬中华二千多年天麻药食文化做一点绵薄的贡献。

　　需要注意到，《天麻文化学》的另一个突出的特点，于史料选材，以史料为基础，由史论物，物从史出，史中有论，史论结合。按历史观、文化观、药食观和产业发展史的本来面目，诠释天麻文化千载，药食不言。阐述天麻浑身上下、由里到外，就是一门文化、一件天宝，一门药食文化，一件物华天宝。本书意欲步武前人，推陈出新，建立新学，弘扬文化。天麻文化学告诉你，天麻文化学的基本原理应用在天麻科学方面，发展了天麻经济价值观；应用在天麻产业方面，成为了软实力。

概括地说，在构建天麻文化学体系问题上，从时间方面、成熟性方面说，现在还是一个探索性的理论体系。若见成效、被承认，还得期待将来更多学者的努力。这是因为天麻文化学是一门主体性、特征性、民生性很强的学科，它的建立是一个长期而艰巨的任务。换言之，我如果能娴熟地运用诸学科的研究方法，将文化学研究与天麻科学研究结合起来，眼睛向下，于细微深处挖掘天麻五千年历史，两千多年药用文化，并将天麻文化学做实、做成，皆发前人之所未发，这就是本书的使命。

总之，天麻文化学的任务是在创造方法，但是这种方法必定是受学科专业制约的。我的最大心愿是将天麻文化学的理论方法与天麻产业一道，同步进行天麻文化学的培养工作，将天麻文化普及于业内人士，以飨天麻业者。

谨志字千五百，以充发之喤引。

杨昆宁
二〇一八年元月
于小草坝天麻庄园

【目 录】

第一章 天麻文化学的对象和方法

第一节 天麻文化学概念释义

要弄清天麻文化学的外延和内涵，就要先弄清天麻与文化的关系。

天麻与文化。

先说"天麻"。

说起天麻来历，前世今生五千年。从定义上讲，天麻（Gastrodia elata BI.）为传统名贵中药材，别名赤箭、离母、独摇芝、定风草等，其地下球茎是我国名贵的传统中药。属兰科（Orchidaceae）为腐生草本植物。天麻无根，无绿色叶片，不能进行光合作用而行自养生活。研究发现天麻完成由种子到种子全过程是靠两种以上的真菌供给营养，这是天麻有别于其他植物的特点。

据《镇雄州志》记载："朝天马，在下北下流三江，有两山相连，宛若马形一高一低，土人谓为双马朝天，以高者为雄马，低者为雌马。高者险峻，绝顶有庙，甚古，不知创自何时？年久无人修补，自不滴漏崩斜；低者其顶稍平，上有佛寺，系明万历五年造，寺中石佛五尊，皆高八九尺。至国朝乾隆五十五年后人培修，有一佛右手镶用曲木补之，竟如生成，莫辩其为木、石。将进佛寺处有两石岩横断如门，名南天门。其处六月犹寒，万籁俱寂，并无人家。夜间常听有鸡鸣、炮响。其地产有沉香、黄连"。

相传，数百年前的一天晚上，叙府城（今宜宾），夜半三更，人们忽然听到了一阵急促的马蹄声，由远而近、由近至远，奔驰在夜深人静的古城上空，"踢踢踏踏"的马蹄声惊醒了正在熟睡的人们。这当口，三五成群的市井街民闻声而出看个究竟，谁料这风驰电掣般驶过的马蹄声却渐渐远去，呈现在夜空中的只有万千星斗。几日过去的一晚。这夜，叙府古街（今宜宾走马街）的酒肆老板三更起夜，未入茅房，忽听到门外石缸里发出阵阵水响声，他惊恐不安地来到大门前透过门缝朝外面看去，但见星光下石缸旁有两匹高头大马正在喝自家蓄存酿酒的泉水。见后老板气得怒不可遏，情急之下他叫醒了子嗣和仆人，操起棍棒冲出门外，瞬间二马奔腾而起，他们一边追赶一边喊醒街坊四邻。二马升天朝着三江口方向飞奔而去，世人只见大街上留下了一串串巨大的马蹄印。紧接着，众街坊追马赶到三江口，马匹已无踪迹。人们站立江边，七嘴八舌，议论纷纷。天色渐亮，众人朝着西北方抬头远望天边，曙色下有两座山峰犹如两匹昂头朝天的骏马趴卧于山巅。再借阳光望去，两山前矗立着两尊金菩萨像。人们嘀嘀咕咕，感慨万千。此时，人群中有一位高人说道："那是位于三十六重天之中的天庭玉皇大帝差遣运金佛下凡的神马"。话音未落，酒肆老板喊出一嗓子，乡亲们我们去远方的金佛那里朝圣去！众人纷纷允诺赶往朝天马。大家来到金佛前，敬香跪拜。这当口，那高人向大家指点道：我们在两山上修建两座庙宇，将金佛像供奉于此。随即，大家将金佛用竹子、草木暂时遮掩起来。接着，高人集聚了当地的土族夷人上二马山修庙宇供奉金佛。从此，朝天马与峨眉山结成兄弟。峨眉山称"北山"，朝天马称"南山"，二山寺庙为"姊妹庙"。就在庙宇修成的恭奉仪式上，人们忽

2

然发现当初土著夷人掩藏的那两尊金佛像如今变成了两株赤箭（天麻），赤箭的块茎下压着一封天书，天书上写有赤箭的药食之法：食之赤箭，驱邪去病、延年益寿……顿时，众人五体投地、敬香膜拜。当人们走出寺庙，只见朝天马和小草坝满山遍野都长出了无枝无叶的赤箭。从此，为感恩上天恩赐，纪念天马奉天之命播撒神草，朝天马和小草坝一带的土著夷人，久而久之，口口相传，便将"天马"演读为"天麻"。打那以后，这里流传着一首感恩的歌谣："天麻天麻，天上之麻，神仙播种，人间采挖。天麻窝地麻窝，一麻麻三窝"。时至今日，朝天庙香火不断，每年农历六月十九日，观世音菩萨成道之日，香客极多，香火更盛。在今天四川宜宾和云南昭通一带，还流行着这样一句谚语："四川有个峨眉山，隔天只有三尺三；云南有个朝天马，隔天只有一大卡"（卡，指手的拇指与食指伸开的间距）。

听起来，这故事似乎有点离奇诡秘，不为人知，但细细想来，倒是比较符合天麻古之为"神草"的称谓。

再说"文化"。

《辞海》关于文化（culture）的定义："从广义上来说，指人类社会历史实践过程中所创造的物质财富和精神财富的总和。从狭义上来说，指社会的意识形态，以及与之相适应的制度和组织机构。"《现代汉语词典》对文化的释义：文化是人类在社会历史发展过程中所创造的物质财富和精神财富的总和，特指精神财富，如文学、艺术、教育、科学等。

从中国文化学的层面上讲，"文化"就是"人文化成"一语的缩写。此语出于《易经》"贲卦·象辞"："刚柔交错，天文也；文明以止，人文也。观乎天文，以察时变，观乎人文，以化成天下。"其实，给文化下一个准确或精确的定义，的确是一件非常困难的事情。对文化这个概念的解读，人类也一直众说不一。但多数学者认为：文化是人类在社会历史发展过程中所创造的物质财富和精神财富的总和，这一点是有共识的。

概而论之，天麻与文化的关系就是天麻产业与天麻文化的关系。天麻文化的内涵包含人类所传承的各种知识、精神、行为、制度、物质及各种生产习惯、劳作方式和民间习俗等方面的生活文化现象。天麻文化是在长期的天麻生产历史中传承累积而自然凝聚的人文精神和物质文化体现，是属于天麻产业的一种特有的文化符号和文化理念。

说起天麻文化，恐怕大多数人都会提出这样和那样的问题：天麻有文化吗？天麻的文化表现在哪里？什么又是天麻文化学呢？开宗明义地讲，天麻不但有文化，而且天麻文化博大精深。掐指一算，神农发现天麻起名赤箭，已有五千年的历史。继而论之，天麻发现五千年，药食二千余载。天麻文化历史悠久、博大精深，人文荟萃，文化百科，足以支撑一个学科——天麻文化学。

推广一点说，天麻文化学围绕"天""地""人""文"四大维度，即自然气候、地理土壤、社会人口和传统文化，树立"天人合一"的道法观、和谐共生的自然观。所以，逻辑上讲，天麻文化学就是尝试性地对天麻文化学的体系进行构建和学科探索，梳理天麻文化历史脉络和演进历程，开拓天麻文化学理论研究的新视野。

第二节　天麻文化学基础学科与定义

基础学科（Basic Sciences）是一个学科分类术语。所谓基础学科，是指研究社会基本发展规律，提供人类生存与发展基本知识的学科，一般大多为传统学科，如数学、物理、化学、哲学、社会学、历史、文学等。基础学科，特别是其中的人文学科，很难具备直接创造经济效益的条件。其实，人文学科能给个人带来丰富的非经济回报，人文学科能为自然科学工作者提供正确的价值观念和导向。它虽然不能直接产生经济效益，但可以促进科学思想的形成。哈佛大学劳动经济学家劳伦斯·卡茨认为："在 21 世纪的经济体系中，宽泛的人文教育是通往成功的重要途径。"

换言之，从特点上看，基础学科有五个特点：第一，基础学科是物质运动最本质规律的反映，与其他科学相比，抽象性、概括性最强，是由概念、定理、定律组成的严密的理论体系。第二，基础学科与生产实践的关系比较间接，需通过一系列中间环节，才能转化为物质生产力。第三，基础学科的一些成果的重大作用容易被人们忽视。第四，基础学科研究具有长期性、艰苦性和连续性。第五，基础学科研究成果具有非保密性，一般公开发表，成为全人类共同的精神财富。

就学科逻辑而言，基础学科研究，主要是为了取得现象和可观察事实的基本原理的新知识，而进行的实验性或理论性研究工作，不以任何专门或具体的应用和使用为目的。天麻文化学就属于基础学科的门类，学科研究的范畴。应用学科研究，其方向性强，目的性明确，与实践活动的关系密切，它直接体现着人的需求。狭义的应用科学，是以自然科学和技术科学为基础，天麻学科领域的天麻营养学就属于运用学科的范畴。

一　天麻文化学基础学科

我所要定义的天麻文化学基础学科，是以哲学理论为指南的学科，指研究天麻形态学、生活史、进化论，以及社会经济运动的一般规律或主要规律，并为应用研究提供有指导意义的共同理论基础的学科。从天麻文化学的原理上讲，自然科学、社会科学和人文科学，构成了天麻文化学的基础理论。在人类的发展历程中，自然科学技术占据了不可替代的重要地位，古代科技的发明，将人类由野蛮带入文明；近代自然科学的诞生和产业技术革命的兴起，使人类从农业文明社会迈入工业文明社会。随着现代科技的迅猛发展，科学技术在世界经济社会发展中所占的比重越来越大，所起的主导和决定作用也越来越显著。

说到这里，有必要就社会科学与人文科学的关系作简要的辨析。社会科学形成于 18 世纪至 19 世纪，它形成的直接原因是欧洲社会大变革的结果，是工业革命和城市化进程的产物，也是近代西方自然科学和技术革命发展的产物。可以说，社会科学是人们的意识达到一定高度之后的产物，早期人们没有认识到社会科学的层次，随着社会的发展，人们精神文明的提高，才逐渐意识到要加强社会科学教育。我们知道，人文科学是一门最古老的学科，从某种意义上说，人类最早的学问就是人文科学。希腊人把人类的各种学问——当然也包括了人文科学，都统称为"智慧学"或"智慧之学"，曰"哲学"。英文中"哲学"一词 philosophy 是由希腊语一词 Φιλοσοφία 演化而来的。希腊文 Philosophia 是由 philo 和 sophia 两部分构成的动宾词组：philein 是动词，指"爱"的意思；sophia 是名词，指"智慧"的意思。这两个词组合起来的含义就是"爱智慧"。其实就是今天的"人文科学"。从人类科学史来看，人文科学早于社会科学，并曾经包容过社会科学，这种状况至少延续了几百年。从学科运用上讲，人文科学为社会科学提供思维框架，开拓思维空间。另外，人文科学把人文精神贯穿于社会科学之中。

从严格地意义上讲，人文科学运用发展虽然早于社会科学，但它只是学科与知识相联系的一个学术概念，是自然科学、社会科学概念的下位概念。进一步看，自然科学、社会科学与人文科学是人类发展进程中的三种不同的学科，它们彼此交叉，又相互联系，共同构成了人类认识世界、改造世界的三种不同方法和视角。所以，在同上述三种不同的学科对话时，恰恰需要基础学科。就像同天麻学科展开跨文化对话时，就需要天麻文化学一样。

二　天麻文化学定义

定义（Definition），指对一门学科的本质特征或理论概念，在不改变目标事物本身的前提下，对学科概念的内涵和外延作出简要而准确的描述。定义的本质是认识主体使用判断或命题的语言逻辑形式，确定一个认识对象或事物在有关事物的综合分类系统中的位置和界限，使这个认识对象或事物从有关事物的综合分类系统中彰显出来的认识行为、理论符号。简单来说，定义是一种人为的广泛、通用的解释意义，如人名（绰号、姓名）、符号、成语等。必须提及，下定义要抓住被定义事物的基本属性和本质特征。

天麻文化学（Gastrodia elata culture），是一个特质性很强的学科，对它的定义及其内容的确是一个令人头疼的事情。因为，古往今来，史书文献没有天麻文化学的著作，也没有天麻文化学的理论文章，所以也就没有天麻文化学的经典定义，学术界自然不会有众说纷纭的论点了。事实上，在此之前，天麻文化学只是一张没有涂过的白纸。

天麻文化学是一门交叉学科，当今科学发展运动的规律表明，科学在高度分化中又高度综合，不同学科之间相互交叉、融合、渗透，你中有我，我中有你，形成一个统一的整体。据有关专家统计，现在世界上有2000多种学科，而学科分化的趋势还在加剧，但同时各学科间的联系愈来愈紧密，在语言、方法和某些概念方面，有日益统一化的趋势。

从定义学的观点看，天麻文化学属于一门综合的学科门

7

类，是中国天麻学科的重要组成部分，它集中体现了中国天麻文化的主体性、特质性和民生性，对这方面的研究能扩大天麻学科的影响力。天麻文化学所涵盖的天麻学科包括：植物学、生物学、遗传学、药物学、营养学和人类学、社会学、文化学、经济学、民俗学、艺术学等。天麻文化还具有规律性、自然性、历史性、社会性、文化性、交互性、产业性等特征。在现代科学的发展进程中，高科技、新技术为天麻文化学的研究提供了新的方法手段，天麻文化学与跨界为基础，与自然科学、社会科学和人文科学相互渗透，相互联系的趋势日益加强，让天麻文化跨界、无界！让天麻学科进入互联网时代。

像其他任何一门学科一样，天麻文化学的产生，将对本学科具有正确有效地指导产业实践的方法论意义；天麻文化学的应用，也将对天麻科学具有普遍性和特殊性的理论指导意义，这两个意义是毋庸置疑的。

三　天麻文化学范畴

先从天麻文化学的角度拓展开了说，天麻文化学范畴，是反映天麻栽培过程中的客观性和规律性、普遍性和特殊性，以及规定着天麻生活史中的植物生长特点。就以小草坝天麻为例，小草坝天麻生长周期是从第一年的8月上旬用天麻种子播种到第二年4月上旬止，包括冬季休眠在内，共计8个半月，这是天麻的米麻时期；从第二年的4月中旬米麻萌动到第三年4月上旬止，包括冬季休眠在内，共计12个月，这是天麻的白头麻时期；从第四年的4月中旬箭麻萌动到当年7月下旬止，共计3个半月时间，这是天麻抽芽出土，开花结籽时期。天麻的一个生长周期，前后虽占4个年头，实际只是整整3年的时间。天麻在生活史的周期里，经历了一个由客体（天麻土壤）、主体（劳动者）、本质（天麻菌种）、形式（天麻繁殖）、内容（天麻萌发）、运动（天麻生长）、结果（天麻采收）、现实（天麻价值）的天麻范畴发展过程。

（一）范畴

从唯物辩证法的原理上讲，范畴是一般概念，是已经经过无数次实践的证明，并已经内化、积淀为人类思维成果，是人类思维成果高级形态中具有高度概括性、结构稳定的基本概念，如：单一、特殊、普遍、形式、内容、本质、现象、原因、结果、必然性、偶然性、可能性、现实性等等，具有普遍的方法论意义。质而言之，范畴是反映事物本质属性和普遍联系的基本概念。

天麻文化学的每一个范畴，既是客观存在的，同时也是人为创造出来并加以组织化的术语，给新学科提供分类样式，作为思考技术的工具，为进行共同讨论限定框架和带来主题感觉。天麻文化学范畴由普遍与特殊、物质与精神、生产力与生产关系、同一与统一、发展与现实构成，这"五大范畴"从不同侧面揭示了天麻生长过程的进化与发展。

（二）天麻文化学范畴

天麻文化学的"五大范畴"，就是天麻文化学最基本的概念。

1. "普遍与特殊"范畴。在哲学的矛盾论中，普遍性（共性）与特殊性（个性）是矛盾的两个方面，它们之间不是互不相干，而是不可分割的，二者是辩证统一的关系。矛盾的普遍性和特殊性是相互联结的一个辩证统一的关系。

从中国的天麻分布来看，除了海南省之外，几乎所有的省份都有天麻，这就是中国天麻分布的普遍性问题。从全世界天麻分布来看，除了欧洲、非洲和美洲没有天麻种植以外，整个亚洲国家几乎都有天麻，这就是世界天麻分布的特殊性问题。在中国范围内，天麻普遍性表现在中国 23 个省、4 个直辖市、2 个特别行政区内，特殊性则表现在云南、贵州、四川、湖北、陕西、吉林等六大天麻大省，这六个省份的天麻产量高、品质好。这就是天麻文化学中天麻分布的"普遍性与特殊性"范畴的辩证关系。

2. "物质与精神"范畴。在唯物辩证法原理中，物质是客观存在的本体。物质与精神，精神占主导地位。但物质是基础，是必要条件，只有当一定的物质基础发展出精神的生活才是美好的生活，它们之间是相辅相成的。

"物质与精神"的范畴，在天麻栽培的过程中，属于人与自然的客体和主体的范畴。客体为自然界，主体为劳动者。从天麻生长的土壤条件来看，天麻多生长在富含腐殖质而又湿润的沙壤土中，因这种土壤疏松、保水；黏土很少有天麻生长，黏土的透气性与渗水性差，特别是黏土排水不良，当雨水过多时，积水会导致天麻死亡。同时，也影响蜜环菌生长。天麻一般生长在偏酸性 pH5.5 ～ 6 的土壤中。用天麻文化来诠释，上古时期，神农氏发现天麻，以形态取名赤箭，神话传说中称它为"神草"；天麻在太上老君的炼丹炉中炼了七七四十九天，炼出四十九滴眼泪，化作天麻仙子；王母娘娘将天麻和人参带到昆仑山，人参在昆仑山上扎根发芽，人参泪水生出了天麻，播撒于人间成为治病消灾、祈福辟邪的精灵。于是乎"神草"（天麻）的人文精神传承至今。这就是天麻栽培中表现出来的天麻文化学中的"物质性与精神性"范畴。

3. "生产力与生产关系"范畴。在哲学原理中，生产力是人类改造物质世界的能力，是人们生产物质产品的能力，它反映了人与自然的关系。生产关系则是指在物质生产过程中形成的人们之间的社会关系，它集中体现出人们之间的物质利益关系。生产关系的内容，包括人们在一定的生产资料所有制基础上形成的，在社会生产总过程中发生的生产、分配、交换和消费的关系。在生产方式中，生产力是内容，比较活跃，生产关系是形式，则相对稳定，按照内容和形式辩证关系的原理，内容要求形式与之相适应，因此，生产力和生产关系之间必然发生矛盾。

"生产力与生产关系"的范畴，在天麻栽培的全过程中，属于劳动者（麻农）与生产关系（生产、分配、交换、消费）的范畴。在天麻栽培中人（麻农）是第一要素，这里的"人"不是指自然人，而是指一个有文化、有技能的劳动者。一个新时代的人（麻农）就要学会面对天麻栽培中如何生产和管理，如何实施按劳分配，如何在市场经济中进行交换，又如何多元化地消费天麻产品等。这就是天麻栽培过程中表现出来的天麻文化学中的"生产力与生产关系"范畴。

4. "同一与统一"的范畴。在矛盾论中，同一性强调矛盾双方相互联系和制约的关系，不强调对立。统一性则强调的是矛盾双方相互对立斗争之后，统一于事物当中。同一性不强调对立，统一性强调对立之后的统一。

"同一与统一"的范畴，在天麻栽培的全过程中，属于天麻的有性和无性繁殖的范畴。譬如，天麻的有性繁殖即种子繁殖，是利用天麻的种子繁衍后代的方法，就叫有性繁殖法。天麻的有性繁殖是解决大面积生产时种源和防止品种退化，进行定向培育良种，提高新法天麻产量、质量的关键性措施。天麻的无性繁殖法是以天麻的营养器官（白头麻和米麻）做种，在栽培过程中，只需增多块茎数量和重量就能达到生产目的，故也称营养繁殖法。天麻的有性和无性繁殖是相互联系和制约的，无性繁殖需要有性繁殖繁殖出来的种麻，有性繁殖又需要无性繁殖出来的蒴果（花粉）。从唯物辩证法的角度讲，叫"否定否定"。这就是天麻栽培中表现出来的天麻文化学中的"同一与统一"范畴。

5. "发展与现实"的范畴。在哲学原理中，大千世界里的新事物是符合客观规律、具有强大生命力和远大前途的事物。旧事物是违背事物发展的必然趋势，最终走向灭亡的事物。发展的实质是事物的前进和上升，是新事物的产生和旧事物的灭亡。这就是人类发展的客观规律。发展中体现出来的客体就是"现实"。在汉语词汇中"现实"就是客观存在的事物或事实解释，真实的即时物。说白了，现实就是实际工作。

"发展与现实"的范畴。在天麻产业中属于天麻产业发展的范畴。社会是前进的，天麻生产实践是向前发展的。近年来，天麻产业已经成为一些天麻产区的特色产业。以小草坝天麻产业为例，小草坝镇天麻累计种植面积 3.5 万亩，新种植 8000 亩；天麻菌材林种植 6000 亩，累计种植天麻菌材林 6.5 万亩。2017 年可上市并且目前正在上市天麻有 1.3 万亩左右，每个赶集天天麻交易量都在 20 吨以上。天麻总产值 2.52 亿，净收益 1.32 亿元。全镇人口 8695 户 26632 人，其中建档立卡贫困人口 2228 户 7127 人。小草坝镇 6 个村都适合天麻种植，每个村都大力发展天麻产业，大力扶持建档立卡贫困户种植天麻，天麻产业已成为农民脱贫致富的主要渠道，天麻产业已成为小草坝最具特色和开发潜力的产业。做大做强天麻主导产业，把天麻研发、种植、加工、销售与生态旅游和休闲养生有机结合，形成特色鲜明、产城融合、优势互补的天麻旅游特色产业，天麻产业已成为小草坝镇脱贫攻坚的引擎。这就是天麻产业市场经济中表现出来的天麻"现实"范畴。

第三节　天麻文化学研究方法

研究方法，是一个哲学术语，学科工具，指在研究中发现新现象、新事物，或提出新理论、新观点，揭示事物内在规律的工具和手段。

天麻文化学的研究方法，其实就是跨学科研究方法。根据研究领域的特征或认知层次，天麻文化学的研究方法，就是根据视角的不同可概要地分为：田野调查法、跨文化比较法、概念分析法、形态研究法、定量分析法五个方法论层次。

一　田野调查法

田野调查法，又叫实地调查或现场研究，属于社会学范畴的概念。英文为"fieldwork"，又被译为田野工作、田野作业、田野考察、野外考察、实地考察等。田野调查法是科学研究中最常用的方法之一，主要用于自然科学、社会科学和人文科学的研究，如人类学、考古学、民俗学、生物学、植物学、生态学、环境学、地理学，地质学，地球物理学、语言学、社会学等。

天麻文化学田野调查法，即天麻产区田野调查法，可分为五个阶段：准备阶段、开始阶段、调查阶段、撰写调查研究报告阶段、补充调查阶段。深入天麻产区进行田野调查必须做好充分的调查前准备，否则难以获得预定的成果。进入天麻产区就开始了田野阶段。接着，选定天麻调查区块之后，便开始了正式深入地田野调查，也就是"参与观察"与"深度访谈"阶段。最后，经过一系列的调查研究、种质采样、比对分析、评估统计，撰写出科研调查报告。

二　跨文化比较法

跨文化比较法，也称"交叉研究法"，就是运用多学科的理论、方法和成果从整体上对某一课题进行综合比较研究的方法。天麻文化学跨文化比较法，是从天麻栽培文化、天麻药食文化和天麻交易文化中，通过获得的经验材料进行比较的基础上，验证不同地域的天麻文化，发现天麻的共性与差异，以宏观理论的研究与论证发现不同地域天麻栽培和天麻文化传播的规律。

在这里拓展开来说，英文中，经常用两个词来表述"跨文化"，即：cross-cultural 和 inter-cultural。在跨文化交际以及人类学的跨文化研究中，通常采用 cross-cultural 一词，采用 cross-cultural 之意为在各种不同的文化之间交叉穿越，发掘其不同点，因此在文化人类学的跨文化研究中，多见相互比较，而未见相互作用，因此以 cross-cultural 为主题的研究，对两种或多种文化之间互动、变迁的解释并不多见。而inter-cultural 一词本意为文化间的互动，采用此词的文献多见于教育相关领域，这里就不展开论述了。

再拓展一点说，跨文化比较法的方法特性，以"跨"为基础，从"跨"字的含义本身进一步揭示出来。在汉语《辞典》里，"跨"是一个形声字，从足，从夸，夸亦声。"足"与"夸"，合二为一就是"跨"。意指"骑"或"跨越"。我们可以从"横跨"学科的意义上来理解跨文化意识、跨文化思维。这就明白了，"跨文化"在方法论上其实就是一种横跨学科进行交叉比较研究的方法。横跨学科，其实就是跨学科，即横向学科。它使自然科学、社会科学与人文科学的学科在相互交融中形成了一系列交叉学科（如科学哲学、技术伦理学、工程社会学、数理语言学和天麻文化学）等，使得所有交叉学科的集合即为交叉科学，通过跨学科途径构建某一门新兴学科的可能性。

随着社会的发展，人类的交往日益频繁，来自不同地区和文化背景中人们的交往，使文化学家和心理学家日益迫切地感到，需要研究不同文化社会环境中的人们的心理过程和特点有何异同，以便增进人与人之间的相互理解。

三　概念分析法

概念分析法，也称术语分析法。是指运用逻辑学的理论，研究确定天麻文化学科术语所表示的概念其内涵和外延的研究方法。概念是人脑对客观事物本质的反映，这种反映是以词来标示和记载的。概念是思维活动的结果和产物，同时又是思维活动借以进行的单元。天麻文化学的概念分析法，简单地说，就是研究天麻文化学术语概念中的，内涵和外延的关系及其规律的东西。包括研究天麻文化学概念之间的全同关系、种属关系、交叉关系、全异关系（又称不相容关系）等各种关系。说白了，就是在天麻文化的认识过程中，天麻栽培生产的实践中，从感性认识上升到理性认识，把所感知的事物的共同本质特点抽象出来，加以概括，然后把它作为分析天麻文化传播的工具，以分析其他地域天麻文化现象。

四　形态研究法

形态研究法，是根据形态学来分析事物的方法。从学科方法论上讲，形态分析法分为三个步骤：第一，提出问题，解释问题；第二，把问题分解成若干个基本组成部分，每个部分都有明确的定义；第三，对有可行实施的总方案进行比较，从中选出一个最佳的总方案。从学科专业上讲，形态研究法是用来研究天麻生物形式本质、天麻植物的发育、形态与结构，以及研究天麻进化论的基本方法。在一定意义上说，形态研究法通过对天麻学科的基因分析、两菌生产、菌材选择、形态描述，以及学科跨界研究，找出天麻种质资源（遗传资源）与物种繁衍、天麻形态与地理环境、天麻文化与地域文化的同一性和差异性。目前，国内有关天麻形态学的技术和应用正在不断地研究和发展中。

15

五　定量分析法

定量分析法，是用观察、实验、调查、统计等方法来分析和研究天麻栽培范围、天麻的栽培数量，以及天麻文化传播现象，进行总体统计分析，提出一个量化指标，以求得到客观的定量事实。定量研究作为一种古已有之但是没有被准确定位的思维方式，通常采用数据的形式、图谱坐标曲线，把事物定义在人们能理解的范围内，由此及彼、由表及里，由定量而定性，由量变到质变。如对天麻栽培范围、量化分析、质化研究、文化传播现象进行统计说明，并运用归纳和演绎、分析与综合以及抽象与概括等方法预见产业发展。

进行完定量研究后，接着进行定性研究。定性研究具有探索性、诊断性和预测性等特点，它并不追求精确的结论，而只是了解问题之所在，摸清情况，得出感性认识。

第二章 天麻文化学的基础理论

社会科学释义，基础理论指一门学科的基本概念、范畴、判断与推理。天麻文化学基础理论是由原理、定义、概念、范畴与方法论、价值论组成的学科逻辑体系，包括天麻文化学与天麻形态学两大学科理论。

第一节 天麻文化学原理

天麻文化学是由原理、定义、概念、范畴与方法论、价值论组成的新学科逻辑体系，它包括基本原理、学科定义、基本概念与范畴和学科的方法论、价值论。

天麻文化学的基本问题：中国天麻发现五千年和药食文化二千余载的关系问题，即物质和精神、文化和存在的关系问题。基本问题是中国天麻学科发展的世界观和方法论。天麻文化学的基本原理由"四观""两性矛盾""三个特征"，四观，即天麻的物质观、历史观、文化观、药食观；天麻的两性矛盾：普遍性、特殊性；天麻的三个特征：生活特征、土壤特征、药食特征。

一 天麻的认识论

认识论是哲学分支学科，是关于人类认识的对象和来源、认识的本质、认识的能力、认识的形式、认识的过程和规律以及认识的检验的哲学学说。其实，每个学科都有本学科的认识论。天麻文化学的认识论，是研究和认识天麻栽培过程中天麻的种质、本质、属性及其生活史发展过程的遗传物质理论。天麻文化学的认识论由：天麻的物质观、历史观、文化观、药食观组成。

（一）天麻的物质观

天麻的物质观，指用天麻学科理论去研究天麻的形态学特征、生物学特征、生化学特征、药理学特征、保健学特征，以及天麻文化学思想等。天麻文化学物质观认为，世界是由物质与意识所组成，其中物质是第一性的，精神是第二性的，物质决定意识，意识反映物质。自然界是客观的，天麻作为自然界的一种物种，即农产品，在天麻栽培的过程中一定要遵循天麻栽培是第一性的，人的精神是第二性的原则。人的生产劳动使自然界发生巨变，人利用和改造自然物，自然物必须客观存在着，并且具有可以被人们利用和改造的属性。在天麻栽培的过程中就反映出了人利用科学知识改造自然物（天麻），将天麻从野生改造为仿野生栽培，从生物学状态，过渡到植物学状态，最后成为农产品，并转变成为商品，变成货币。

（二）天麻的历史观

天麻的历史观，指用历史的、发展的、变化的观点去认识天麻，研究天麻，传承天麻人文历史，弘扬天麻药食文化。天麻文化学的历史观，主要是研究"自然与社会"和"人与自然物"这两对核心的要素。气候条件、地理环境，以及生产力与生产方式构成自然物运动的基础物质和社会要素，这些要素的有机统一就构成了天麻栽培的基本生活条件。

（三）天麻的文化观

天麻的文化观，指用天麻文化学的基本原理：两性矛盾和三个特征来研究小草坝天麻的物质性和文化性。文化观是长期生活在同一社会文化环境中的人们，逐步形成的对自然、社会与人本身的基本的、比较一致的观点与信念。今天，天麻文化已经成为天麻产业的软实力深刻地影响了人们对天麻产业的发展看法,使人们从关心天麻栽培等有形的"硬实力",转向关注天麻价值观、天麻市场营销,以及天麻文化感召力等无形的"软实力"。

在新时代,天麻文化软实力是天麻产业招商引资,吸引商家的能力。天麻文化软实力已经成为大力推动和扶植天麻产业的发展抓手。

（四）天麻的药食观

天麻的药食观,指用中医的理论知识和天麻的生物基因,药理成分,食疗观念,养生行为,来体验天麻带来的食疗健康。天麻文化学的药食观,其实就是天麻的"药食同源"理论,这一理论认为:许多食物既是食物也是药物,食物和药物一样能够防治疾病。早在原始社会中,人们在寻找食物和药物的过程中就发现了各种食物和药物的性味和功效,认识到许多食物可以药用,许多药物也可以食用。上古时期,先民有病,但还没有发明文字和医药。神农开始尝遍百草的滋味,体察百草寒、温、平、热的药性,辨别百草之间像君、臣、佐、使般的相互关系。曾经一天就遇到了七十种剧毒,他神奇地化解了这些剧毒。在神农辨药尝百草的故事中,就有神农发现天麻取名"赤箭"的故事。后来,历代本草文献都把天麻列为"上品",有"补益上药,天麻第一"之说。这就是天麻药食同源理论的基础,也是食物疗法的基础。

二　天麻的矛盾性

矛盾性,是矛盾论的一个术语,它包括矛盾的特殊性,矛盾的普遍性,矛盾的同一性,结构性矛盾,矛盾的统一性。矛盾是指事物内部或事物之间的对立和统一及其关系。同一性和斗争性是矛盾的两种基本属性,是矛盾双方相互关系的两个方面。同一性是指矛盾双方相互联系、相互吸引的性质和趋势。

（一）天麻分布的普遍性和特殊性

矛盾是事物发展的源泉和动力。矛盾指事物自身包含的对立又统一的关系，即对立统一。矛盾存在于一切事物中，并且贯穿于事物发展过程的始终，即矛盾无处不在、无时不有。要承认矛盾的普遍性与客观性，敢于承认矛盾、揭露矛盾；善于全面分析矛盾，运用一分为二的观点，坚持两分法、两点论，反对片面性和一点论。

1. 普遍性。从天麻的世界分布上来看天麻的普遍性。全世界已发现该属植物约有30余种，分布于热带、亚热带、温带及寒温带的山地。东起新西兰、新喀里多尼亚岛，西至马达加斯加；南由澳大利亚、新西兰，北抵中国的东北、俄罗斯远东地区。主要包括中国、印度、泰国、不丹、尼泊尔、锡金、日本、斯里兰卡、马达加斯加、澳大利亚、新西兰及日本的琉球群岛、小笠原群岛和加里曼丹岛、新几内亚岛、马来西亚的马来半岛、新喀里多尼亚岛，以及朝鲜、菲律宾、俄罗斯远东的阿穆尔州、沿海边疆区，千岛群岛等地区。非洲大陆、欧洲和美洲未发现本属植物。

2. 特殊性。从天麻的中国分布上来看天麻的特殊性。中国是世界上野生天麻分布的主要国家之一，南起滇中山区，北至黑龙江省的尚志、林口等县，东起台湾地区的兰屿岛及黑龙江省的东宁等县，西至西藏的错那等地。在北纬22°～46°、东经91°～132°范围内的一些山区、潮湿的林地为野生天麻分布区，主产于四川、云南、陕西、安徽、河南、辽宁、吉林、湖北、湖南、贵州、甘肃、西藏及台湾等地，其他如黑龙江、河北、山西、江西、山东、广西、浙江、内蒙古及北京市郊区县也有野生分布或近年引种栽培。

目前，我国人工栽培的天麻主要产区分布在陕西、湖北、河南、四川、云南、山东等省。特别是云南昭通、陕西汉中、湖北恩施、四川（川西、川北）、贵州（毕节、凯里）、吉林等地的天麻并列为全国六大著名天麻。这六大天麻生产大省栽培的天麻，品质是最好的。在六大天麻生产大省中唯有昭通彝良小草坝天麻的品质最优，天麻素含量最富足。这都得益于小草坝独特的地理环境、气候条件、土壤基质等。近年来，安徽地区天麻产业的发展速度较快，并形成了一定的品牌效应和影响力。

从哲学原理矛盾的共性和个性、一般和个别、普遍性和特殊性的辩证关系原理上看，就以小草坝天麻为例，生态好、品质佳，以及享有"小草坝天麻甲天下""小草坝是世界天麻原产地"等美誉，这些则是唯物辩证法中普遍性与特殊性，合二为一的结晶。

无论用晦涩枯燥的哲学辩证法来诠释天麻文化，我们都不难理解，矛盾是事物自身包含的既对立，又统一的关系，即对立统一。矛盾存在于一切事物中，并且贯穿于事物发展过程的始终，矛盾无处不在、无时不有。要承认矛盾的普遍性与客观性，敢于承认矛盾、揭露矛盾；善于全面分析矛盾，运用一分为二的观点，坚持两分法、两点论，反对片面性和一点论。世间万物如此，天麻犯罪也当如此，这就是历史的辩证法。

（二）天麻药食的历史性和发展性

上古时神农氏发现天麻，取名赤箭，至今已有五千年。而天麻药用在我国两千多年的历史过程中，历代医书文献里有许多关于天麻的记载。在《神农本草经》一书中称赤箭，别名离母、鬼督邮，将天麻列为上品。李时珍著的《本草纲目》中将天麻称为赤箭之根，对天麻的种类、分布、药性、应用等都有非常详细的论述。《开宝本草》《本草正义》《图经本草》等也都记载了天麻的药用价值。诠释出天麻药食的历史性和永恒性。

辩证唯物主义认为，事物是变化发展的。世界上一切事物都处在永不停息的运动、变化和发展之中，整个世界就是一个无限变化和永恒发展的物质世界，发展是新事物代替旧事物的过程。中国天麻药食文化两千多年，口口相传，代代传承，这就是天麻药食文化的历史性和发展性。

三 天麻特征性

天麻是一种特殊的兰科植物，无根、无叶，不能直接从土壤中吸收无机盐、水分和养料，不能进行光合作用，是依赖蜜环菌供应营养生长繁衍。整个生育期中，除有性阶段约70天在地表外，常年以块茎潜居于土中，靠蜜环菌供给养料，生长发育。特殊的植物形态，造成了对环境等生长条的件特殊要求，具有特殊的生活习性和生物学特征。在天麻学科领域中，天麻的特征性反映了天麻栽培过程中客体（土壤）的特征，它包含在天麻的生活史中。

（一）生活特征

天麻的生活特征，即天麻的生活史，指天麻在一生中所经历的以细胞分裂、细胞增殖、细胞分化为特征，最终产生与亲代基本相同的子代的生殖、生长和发育的循环过程。天麻的生活史，其实就是天麻的成长史。我们可以从两个方面来认识：天麻的生活环境和天麻的生长过程。天麻的生活环境，适合生长在林下阴湿，腐殖土较厚的地方。天麻的生长过程，人工栽培条件下天麻完成一个生长周期约需3年时间。本章仅以小草坝天麻为例。小草坝天麻的生活史，从天麻种子萌发至下代种子形成需要经历以下过程：种子形成原生球茎→初生球茎→次生球茎→箭麻→抽薹→开花→形成蒴果→种子成熟。

小草坝天麻之所以外形好、质量优、品质佳与小草坝独特的地理环境、独特的气候环境、独特的植物群落、独特的

土壤、无污染的生态环境密不可分。我们可以从以下五个方面来认识:

1. 独特的地理环境。小草坝镇面积 218 平方公里, 境内最高海拔 2226 米, 最低海拔 905 米, 平均海拔 1710 米, 常年多雨多雾, 气候温凉潮湿, 年平均气温 9.8℃, 年相对湿度 85%; 境内有干热稀树落叶阔叶林植被、湿热常绿阔叶林植被、半干旱常绿阔叶混交林植被、暖湿常绿阔叶林植被、湿凉湿润常绿针叶林植被、冷凉湿润常绿阔叶针林植被、寒凉潮湿常绿阔叶林植被, 是优质天麻生长的最佳环境, 是世界最优质的天麻种源基地。小草坝天麻独特的生活史, 形成了它天然优质的品质。

2. 独特的气候环境。小草坝是一个低纬度高海拔的高寒山区农业镇。四川盆地的暖流和云贵高原的寒流汇集小草坝, 在此形成了一个方圆百里特有的昆明静止锋气候带。产区土壤含水量常年保持在 50% 以上, 空气相对湿度常年保持 70% ~ 90% 之间, 很适于蜜环菌和天麻的生长。

3. 独特的群落环境。群落环境也叫植被环境。小草坝森林中的草本植物、蕨类、苔藓植物等都为天麻和蜜环菌提供了荫蔽、凉爽、湿润的环境条件。这些植物的根和枯枝落叶腐烂后, 增加了土壤有机质, 改变了土壤理化性质。植被的腐殖土为小草坝天麻生长创造了很好的条件。

4. 独特的土壤环境。小草坝天麻生产的环境优良, 土壤优质; 土壤为富含沙壤的腐殖土, 土壤疏松、保水; 土壤的透气性与渗水性极好。土壤为偏酸性 pH5.5 ~ 6。

5. 无污染的生态环境。根据 2004 年、2005 年、2006 年, 昭通市环境监测站对天麻主产区彝良县小草坝天麻种植基地进行环境现状监测, 监测结果表明, 彝良小草坝天麻理化指标均优于国家 I 类水环境质量标准, 达到国家自然保护区对水质的要求。

（二）土壤特征

土壤的质地与天麻的生长有着密切关系。天麻多生长在富含腐殖质而又湿润的沙壤土中，因这种土壤疏松、保水。黏土很少有天麻生长，黏土的透气性与渗水性差，特别是黏土排水不良，当雨水过多时，积水会导致天麻死亡。同时，也影响蜜环菌生长。天麻一般生长在偏酸性 pH5.5 ～ 6 的土壤中。

（三）药食特征

天麻不仅具有较高的药用价值，而且具有药膳保健的食用价值。常有天麻煮鸡蛋、天麻枸杞煮猪脑、天麻煮猪肉、天麻炖乌鸡、天麻煲鸭汤等。其特点是营养丰富、食用方便、风味独特。既满足口福，也起到了滋补保健治病的作用。目前，以天麻为主要原料制作的肉类、禽类、鱼类等火锅已成为宾馆、酒家的常备佳肴。

第二节　天麻文化学价值论

价值论是关于社会事物之间价值关系的本质与发展规律的学说，它是一门专门研究不同的人如何确定不同事物价值的哲学。诸如，价值概念与人们的生活息息相关；价值关系是一切社会关系的核心内容；价值论是社会科学的基础理论。从价值论的角度分析天麻文化学机理，解释天麻文化学现象，阐述天麻文化学规律，这就是天麻文化学的价值论。

必须承认，对天麻价值论问题进行深入反思和阐释，是我国天麻学科理论研究的一个薄弱环节。众所周知，天麻产业是一个极为重要的特色农业产业。天麻文化学价值论，指导人们的经济认识从盲目转为自觉状态，对天麻产业活动具有重大的理论意义。

一　天麻文化学价值观

从政治经济学的表述看，价值论是关于社会事物之间价值关系的本质与发展规律的学说。从学说内容上讲，价值概念与人们的生活息息相关；价值关系是一切社会关系的核心内容；价值论是社会科学的基础理论；价值理论决定社会科学的发展状况。

天麻文化学价值论是天麻学科的理论基础，是研究天麻产业的价值关系和天麻发展状况，以及研究不同的人（麻农）在生产实践活动中如何确定不同产业价值的学说。天麻文化学价值观指人在生产实践活动中所作出的认知、理解、判断、抉择，以及生活中的民俗、信仰等。简单地说，价值观就是个人对客观事物（包括人、物、事）及对自己的行为结果的意义、作用、效果和重要性的总体评价。在天麻生产实践活动中，不同的从业者有不同的价值观念。

（一）什么是天麻文化

天麻文化有广义和狭义的理解。广义的天麻文化，被认为是在天麻生产实践活动所创造出来的，与农业、林业有关的物质文化和精神文化的总和。狭义的天麻文化，则是指在林业山地、农业生产方式基础上的观念体系，其中包括与天麻生产紧密相连的哲学思想、经济观念、学科知识、市场认识等具体内容。

天麻文化的实体内容是十分丰富的，既包括了农作物品种、农业生产工具，也包括农业文学艺术作品、农业自然生态景观等一切与农业生产相关的物质实体文化。农业物资实体文化在天麻文化中的运用和发展就是天麻产业的物资实体文化功能。

天麻文化的学科要素是多样性的，是历史文化、人文文化、生态文化、林地文化、中医文化、药食文化、健康文化、创新文化、科技文化、群众文化，以及民俗文化等多种文化的综合体。

（二）天麻的物质实体文化功能。

天麻的物质实体文化的重要功能表现为具有的产业承载功能。任何农业文化都不可能是空中楼阁，总需要一定的物质基础为依托，随着实体文化的变化，农业文化的其他部分也会随之变化，天麻文化也是如此。当原有的物质实体被新的物质实体所取代，新的农业文化及天麻文化也就代替了旧的农耕文化。实体农耕文化不仅决定着天麻产业的生产方式，也决定了农民（麻农）的生活方式。研究天麻的物资实体文化与农民（麻农）社会生活方式的关系，是天麻文化研究最具现实意义的方面。

（三）传统习俗与宗教信仰

1. 传统生产习俗是天麻文化的重要表现形式。天麻产区民众的农业传统习俗，指的是那些生于斯、长于斯，传承于民间，世代相袭于民众，与农业生产、天麻栽培有关的文化活动。例如，为了安排好农业劳动，古人创造了适应农业生产独特的历法和节气（农历或阴历），设立了反映季节变化的二十四节气，通俗易懂地表明了一年四季气温、物候和雨量变化的不同，告诉人们根据节气安排农业劳动。譬如，世界天麻原产地小草坝的天麻栽培就十分遵循节气。从第一年的8月上旬用天麻种子播种到第二年4月上旬止，包括冬季休眠在内，共计8个半月，这是天麻的米麻时期；从第二年的4月中旬米麻萌动到第三年4月上旬止，包括冬季休眠在内，共计12个月，这是天麻的白头麻时期；从第四年的4月中旬箭麻萌动到当年7月下旬止，共计3个半月时间，这是天麻抽芽出土，开花结籽时期。天麻的一个生长周期，前后虽占4个年头，实际只是整整3年的时间。

2. 天麻产区民众的农业信仰也是农业民俗文化的重要内

容，具有鲜明的地域特点和独特个乡土本色。正可谓平坦的原野无山神，内地的乡村无海神。在传统的农业社会，农民对大自然充满敬畏之情。祭农神、祭土地神、祭水神、祭谷魂、祭虫神等仪式活动，以及对各种生产禁忌的恪守，集中表达了农耕民族取悦神灵，祈求风调雨顺的文化心理。民众对自然的崇拜意识和对动植物的禁忌保护，在客观规律上维护了人与自然的和谐关系。从而，发展了天麻产区的生态农业。譬如，小草坝栽培的天麻，品质好，味道佳，正是得益于小草坝方圆百里无工厂污染、有害物排放，加之小草坝天麻具有独的环境、优良的种性、优质的菌种。由此栽培出人工仿野生栽培的有机天麻。

二　天麻文化的价值论

　　二十世纪八十年代以来，价值论的兴起成为哲学研究的一个新的理论点，价值问题成为哲学界、理论界以至人们日常生活中共同关注的话题。

　　天麻文化学的价值论，指关于天麻交易之间价值关系的本质与发展规律的学说。天麻文化的价值观是随着社会发展而变化的，在经历了毁林开荒、开发矿产的冲击后，在天麻产区民众开始反思传统农业经济和天麻产业文化的价值，特别是 21 世纪以来，人们在享受现代科技成果给人们带来的巨大的物质财富和物质享受的同时，也让人们的价值观念发生了前所未有的变化，开始警觉地发现价值观与人们的生活息息相关，人类对地球资源的疯狂掠夺，使得地球环境日益恶化，如大气污染、土地沙漠化、森林面积锐减、环境污染、土壤退化等环境问题日益困扰着人们。随着全球气候不断变暖，各种自然灾害，如热浪、沙暴、飓风、干旱和洪水等极端天气事件的发生频率将继续增加。而人类活动，特别是工业革命以来的人类活动，是造成目前以全球变暖为个的气候变化的主要原因，其中包括人类生产、生活所造成的二氧化碳等温室气体的排放、对土地的利用、城市化等。学者们针对全球气候变暖的问题，提出了对劳动价值、生态价值、经济价值、社会价值的四大思考。

（一）劳动价值

"劳动价值"概念，是一种特殊的使用价值概念。概括而言，劳动价值是由人类自身机体所产生的，是人的劳动能力的价值体现，是由人在劳动过程中所释放出来的。质而言之，创造价值的唯一要素是劳动者。

劳动者在生产系统中通过具体的劳动方式，把劳动潜能释放出来并转化为劳动价值，最后产生出商品的价值。譬如，麻农（劳动者）在天麻种植的过程中，通过备料（菌材、树枝、树叶、腐殖土、菌种、麻种）、选择栽种时间及场地、建畦、播种栽培、管理、天麻的病虫害防治、天麻的采收与加工等诸多劳动生产环节，把劳动技能融入到天麻的栽培中，并转化成劳动价值，即天麻的采收，最后入市交易，将天麻变成货币。综上所述，天麻种植的劳动价值是人的劳能力的价值体现。必须提及，坚持劳动价值论，就要"以人为本"，科学全面地认识劳动价值论，才能澄清观念，消除旧思想，有利于促进产业发展。

（二）生态价值

"生态价值"概念，是"生态哲学"的一个基础性概念，因而研究生态文明，必须弄清生态价值的含义。"生态价值"主要包括以下三个方面的含义：第一，地球上任何生物个体，在生存竞争中都不仅实现着自身的生存利益，而且也创造着其他物种和生命个体的生存条件，在这个意义上说，任何一个生物物种和个体，对其他物种和个体的生存都具有积极的意义(价值)。第二，地球上的任何一个物种及其个体的存在，对于地球整个生态系统的稳定和平衡都发挥着作用，这是生态价值的另一种体现。第三，自然界系统整体的稳定平衡是人类存在（生存）的必要条件，因而对人类的生存具有"环境价值"。

生态价值，是一个环境科学的术语，有农业文明元素。农业文明是人类在适应、利用、改造自然，到破坏自然、受到惩罚，而最终尊重自然的漫长历史过程中积累形成的。在传统农业文化中，人与自然和谐相处，尊重自然、保护自然、按自然规律办事成为一种习惯。农业文明本质上需要顺天应命，需要守望田园，需要辛勤劳作，需要掌握争取丰收的农耕技艺。农业文明相对于狩猎游牧的好处就是，能利用大自然，大幅度提高生产力。农业文明决定了中华文化的特征，上下五千年的中华文明史，农业在其中起着决定作用。

天麻文化的生态价值突出表现在人与自然的关系，表现在人与自然之间的相互影响，相互作用，探讨社会、经济、生态协调发展和可持续性发展的有效途径。它告诉人们必须按照自然规律办事，探讨人与自然之间的相互影响，相互作用，探讨社会、经济、生态协调发展和可持续性发展的有效途径。

（三）经济价值

"经济价值"是指任何事物对于人和社会在经济上的意义，经济学上所说的"商品价值"及其规律则是实现经济价值的现实必然形式。经济价值就是经济行为体从产品和服务中获得利益的衡量。

自古以来，我国历朝历代的劳动人民在几千年的农业生产实践过程中，积累了丰富的农业生产经验，创造出了一整套有规律可循、有特色可依的耕作制度和成熟的农业技术、经济价值观念，形成了精耕细作、轮作倒茬、用地养地的优良传统，还谱写了中国天麻药用文化两千多年的奇迹。

换言之，无论传统农业文化，还是天麻文化学问题，都十分注意保持土壤的生态性、稳定性和合理性，提倡农耕文化的可持续发展理念、循环利用理念、生态环保理念，尊重人与自然和谐相处的理念，实现巨大的社会经济价值。事实上，农业经济领域只是直接创造财富的社会生产领域，而文化领域则是间接创造财富的社会生产领域，属于广义的社会生产领域，它们分别以不同的方式来创造财富，相互之间存在着严密的内在逻辑关系。

（四）社会价值

"社会价值"是指个体通过自身和自我实践活动满足社会或他人物质的、精神的需要所做出的贡献和承担的责任。

首先，值得注意的特点是，社会价值论是哲学价值论的重要组成部分，是价值论研究在社会历史领域的深化和升华。但是，社会价值论不是一般价值论框架和研究成果在社会历史领域的简单应用，更不是运用价值论观点对社会历史领域若干问题的具体分析，而是在一般价值论研究的基础上，对社会价值体系的系统分析和系统的理论建构。以新的视野和方法在对社会价值体系进行深入系统的剖析基础上，形成系统的社会价值论理论框架。有了这个框架，我们就可以把握当代社会价值体系发展动力、演化方向、运行机制和总体格局，进而为新的社会价值体系的建构提供路径选择和制度安排。这也是社会价值论研究的最终目的。

同时，值得注意的是另一个特点在于，社会价值观是回顾、观察、预见一个社会发展水平的标尺之一。中国共产党十八大报告提出了："富强、民主、文明、和谐，自由、平等、公正、法治，爱国、敬业、诚信、友善。"这24个字的社会主义核心价值观，为全社会树立了道德标杆。习近平同志在十九大报告中指出，要培育和践行社会主义核心价值观。要以培养担当民族复兴大任的时代新人为着眼点，强化教育引导、实践养成、制度保障，发挥社会主义核心价值观对国

30

民教育、精神文明创建、精神文化产品创作生产传播的引领作用，把社会主义核心价值观融入社会发展各方面，转化为人们的情感认同和行为习惯。社会主义核心价值观从本质上讲，是整个社会精神文化的思想内涵，是社会主义意识形态大厦的基石，是广大人民群众根本利益的集中体现。社会主义核心价值观，体现着社会主义的价值本质，指导着社会主义的奋斗目标和前进方向，贯穿于以马克思主义理论为指导的社会主义伟大实践，是社会主义核心价值体系的基本内核，是中国特色社会主义发展的灵魂。

三　农耕文化保护

习近平总书记指出，耕读文明是我们的软实力；农耕文化是我国农业的宝贵财富，是中华文化的重要组成部分，不仅不能丢，而且要不断发扬光大。经过多年努力，省农耕文化保护与传承取得了显著成绩，重要濒危的农林栽培区抢救保护工作稳步推进，传承基地和保护名录初步建立，重要农业文化遗产认定工作有序推进，特色农耕文化产业快速发展，很多地区还比较完整地保存着生产技艺、耕作制度、习俗、礼仪、节庆、服饰、歌舞、建筑等方面的农耕文化。要提升云南农耕文化在全国的竞争力和影响力，促进现代文化创新发展，必须充分发挥云南省农耕文化资源富集、多样性特征鲜明的优势，确保农耕文化薪火相传、发扬光大。加强农耕文化保护与传承工作可以从以下四个方面入手：

（一）加强农耕文化保护与传承是美丽乡村建设的客观要。

农耕文化是美丽乡村建设的重要基础，也是建设美丽乡村的内在动力。农业的发展、农村的进步、农民的富裕离不

31

开农耕文化的哺育和滋养。随着经济全球化趋势和城镇化进程的不断加快，农耕文化的发展空间逐渐萎缩，部分农耕文化遗产和呈现形式快速消亡，传统村落整体风貌遭到不同程度破坏。农耕文化是乡村的魂与根，是农民无法割舍的精神命脉。失去农耕文化，美丽乡村就没有灵魂和底蕴。必须加强农耕文化保护与传承工作，深入挖掘农耕文化的丰富内涵及其时代价值，充分发挥农耕文化在育民、乐民、富民方面的积极作用，建设独具特色、富有魅力的美丽乡村。

（二）实施名镇名乡传统村落保护工程

按照科学规划、系统保护、严格管控、有限开发的要求，加强传统村落的生态保护，维护传统村落的居住功能。健全传统村落保护名录体系，制定传统村落和传统民居评定标准，建立传统村落保护档案，编制保护规划和实施方案。注意保留村庄原有风貌与建筑形式，保护与民间文化活动相关的空间场所、物质载体及生产生活资料。逐步改善名镇名乡传统村落的基础设施，建立健全防灾安全保障与保护管理机制。

（三）实施特色农耕文化产业发展工程

按照因地制宜、突出特色，创意引领、跨界融合，市场运作、政府扶持的要求，依托各地独特的农耕文化资源，构建具有鲜明区域特色和民族特色的文化产业体系，促进多样化、差异化发展。加强创意设计，促进特色文化资源与现代消费需求有效对接，拓展特色文化产业发展空间。建设集农耕体验、田园观光、教育展示、文化传承于一体的不同类型的农耕文化园，农耕文化博物馆，增强全社会农耕文化保护意识。

2015 年 10 月，昭通市彝良县建成了中国第一个以天麻为主题的博物馆"中国·昭通乌天麻博物馆"，2017 年 10 月正式更名为"中国天麻博物馆"。中国天麻博物馆是天麻文化的保护措施之一。对不同区域的天麻的栽培文化、药食文化、诗歌文学、民俗文化和产业发展等进行收集、保护和展示。中国天麻博物馆不仅保存南北区域的天麻标本、文化实物遗存。中国天麻博物馆可以说是一个移动的天麻文化博物馆。

（四）加大农耕文化宣传展示力度

将农耕文化保护知识纳入教学计划，编写农耕教材，积极开展农耕文化学校教育和社会教育。通过新闻媒体开设专题、专栏等形式，介绍农耕文化保护知识，大力宣传先进典型，充分发挥舆论引导作用。各级广播、电视、报纸、主流网站、图书馆、博物馆、文化馆、科技馆要充分发挥公益性文化职能作用，积极传播、充分展示农耕文化，在全社会形成保护与传承农耕文化的良好氛围。

第三节　天麻文化学植药观

天麻文化学植药观，其实就是天麻学科中的植物药历史观。人类对天麻的认识最早可以追溯到上古时期，相传神农氏发现天麻，取名赤箭。天麻作为一种兰科草本植物，根状块茎肥厚，无绿叶，蒴果倒卵状椭圆形，常以块茎或种子繁殖。其块茎入药用以治疗头晕目眩、肢体麻木、小儿惊风等症，是名贵中药。

一　人类对植物药的认识

植物药可以说是伴随人类社会存在而存在、发展而发展。中国古代有关史料中曾有"伏羲疗民疾，尝味百药而制九针。""神农尝百草，测其习性"等记载。上述所言虽属传说，但它说明了我们的祖先对植物药的发现和利用。可见，远古人类是通过长期的生活和生产实践逐渐积累经验和知识的结果。人类对疾病认识和治疗方法，也是通过对植物药的利用发现的。因此，中医学的起源也离不开人类的物质生产活动。

为说明人类对植物药的认识，可以根据考古发掘的文物资料推断，在远古洪荒年代，人类最初的疾病主要表现在龋齿、牙周病等口腔疾病，动物咬伤、击伤、刺伤及骨折等骨伤疾病，食物中毒、肠胃病、皮肤病等也是那时常见的疾病。人类在谋求生存，在与疾病作斗争的过程中，原始人创造了最初的医疗自救方法，这也就是植物药的最早利用。

有趣的是，在采集野果、种籽和挖取植物根茎的过程中，原始人由于没有经验，缺乏认知，不能辨别植物是否有毒，在饥不择食的情况下，往往会误食一些有毒的植物，引起腹泻、呕吐、昏迷，甚至导致死亡。经过长期的实践活动，人类逐渐掌握了一些植物药的形态和性能，了解到某些植物美味可口，开始以单味植物药使用。如天麻、灵芝、人参等；而另一些植物却苦涩难咽，如黄连、茶等。有的植物有毒，有的植物无毒。人们将味美无毒的植物采集来作为食品，把有毒的植物用于制作成毒药、毒箭，猎杀猛兽。

后来，人们又渐渐发现有时患病偶然食用了某种植物，病情就会得到缓解，甚至痊愈。同时也发现有的植物尽管有毒，但是适量食用也可以收到治疗疾病的效果。这样，人类就逐步积累起了对植物药的认识。

再后来，随着社会的进步，狩猎和渔业的发展，生产方式的变革，使得原始人有了较多的肉类、鱼类及蚌蛤类食物。渐渐地人们了解到某些动物的脂肪、血液、内脏及骨骼、甲壳等的食用价值和治疗作用，从而积累了一些动物药知识。

概而言之，人类对植物药和动物药知识的积累，是离不开人们的长期生产实践、生活实践和社会实践。中医学的"药食同源"，正是对植物药、动物药起源的真实写照。

二　人类对植物药的记载

中国是药用植物资源最丰富的国家之一，对药用植物的发现、使用和栽培，有着悠久的历史。西汉淮南王刘安所著《淮南子·修务训》记载，远古"民茹草饮水，采树木之实。食蠃蚌之内，时多疾病毒伤之害，于是神农乃始教民播种五谷，相土地宜，燥湿肥墝高下，尝百草之滋味，水泉之甘苦，令民知所辟就。当此之时，一日而遇七十毒。"东汉皇甫谧在专述帝王世系、年代及事迹的史书《帝王世纪》中曰："伏义氏……选书契以代结绳之政，画八卦以通神明之德，以类万物之情，所以六气六腑六脏，五行阴阳，水火升降得以有象，万物之理，得以类推，炎黄因斯乃尝味百药而制九针，以拯夭枉焉"。又说："（黄）帝使歧伯尝味草木，典主医药、经方、本草、素问之书咸出焉"。"炎黄因斯乃尝味百药而制九针"，从而对炎帝神农氏在药物的原始发现所作的贡献予以肯定。

其实，到春秋战国时，民间已有了关于植物药的文字记载。《诗经》和《山海经》中记录了 50 余种药用植物。1973 年长沙马王堆 3 号汉墓出土的帛书中整理出来的《五十二病方》，这些都是秦汉时代最古的医方，其中记载的植物类药就有 115 种。汉代张骞出使西域后，外国的药用植物如红花、安石榴、胡桃、大蒜等植物药也相继传到中国。我国历代医家专门记载药物的书籍称为"本草"。

汉代《神农本草经》记：载药 365 种，其中植物药 237 种。在李时珍出版《本草纲目》之前，该书一直是被看作是最权威的医书。

南北朝梁·陶弘景著《神农本草经集注》记：集注在《神农本草经》的基础上进行整理，又增药 365 种，分为玉石、草、木、果、菜，有名未用六类。《神农本草经集注》为中国现存较早的药物学重要文献。

唐·李绩、苏敬等著《新修本草》记：载药 850 种。《新修本草》是中国第一部由政府颁布的药典，也是世界上最早的药典。

北宋·唐慎微著《证类本草》记：载药 1748 种，是宋代集以前本草发展最完整的文献，对后世本草发展影响深远，《本草纲目》即以此书为蓝本。

明·李时珍著《本草纲目》记：载药 1892 种，分成 60 类。其中 374 种是李时珍新增加的药物。《本草纲目》还收集医方 11096 个。是我国 16 世纪以前祖国药学或中医学的全面总结，是明朝医学家李时珍 30 余年心血的结晶。

明·滇南名士兰茂著《滇南本草》，载药 458 种，这是我国现存内容最丰富的古代地方本草，民间称兰茂为"布衣科学家"。

清·赵学敏著《本草纲目拾遗》记：载药 921 种，其中《本草纲目》中未收载的有 716 种，包含了不少民间药材，如冬虫夏草、鸦胆子、太子参等，以及一些外来药品，如奎宁（Quinine），又名金鸡纳碱、日精油、香草、臭草等。

随着我国医药学和农业的发展，植物药逐渐成为一种栽培农业。北魏·贾思勰著《齐民要术》中已记述了薰草、红花、吴茱萸等 20 余种药用植物的栽培方法。据《唐六典》载：隋代正式设立太医署，作为医学教育机构，下设医、咒禁及按摩三科，每科设博士及助教各二人，以教授学生。太医署下设"主药""药园师"等职务，专职掌管药用植物的栽培。据《隋书经籍志》记载，当时已有《种植药法》《种神芝》等药用植物栽培专书。到明代李时珍《本草纲目》中载有栽培方法的药用植物已发展到 180 余种。1949 年 10 月，新中国成立后，国家对药用植物资源进行了有计划的调查研究、开发利用和引种栽培。在成分的测定、分离和提取以及药理实验方面也进行了大量工作。国家相关考研机构在此基础上整理编写出版了《中国药用植物志》《中药志》《药材学》《中药大辞典》《全国中草药汇编》《中华人民共和国药典》等多种药物专著，收载的药用植物达 5000 多种，栽培的有 200 多种。

在现代人看来，历史不断前进，社会不断进步，事物不断变革，这几乎是众所周知的。人类对植物药的认识和利用，也是在探索中发现，在发现中应用，在应用中被人类记住。其实，人们对一个事物的正确认识是从实践开始的。毛泽东说过："实践、认识、再实践、再认识，这种形式，循环往复以至无穷，而实践和认识之每一次的循环的内容，都比较地进到了高一级程度。"人类的认识是永无止境、无限发展的，这就是唯物主义认识论。

第三章　天麻文化学的哲学精神

　　哲学的精神可以从各个方面去探索，可以从东西方文化去研究。在西方人眼里，中国人的生活渗透了儒家思想，有仁、义、礼、智、信、恕、忠、孝、悌等思想。儒家俨然成为一种宗教信仰，追求"和平"，主张"仁爱"，提倡"忠恕"和"中庸"之道。主张"德治""仁政"，重视伦常关系。儒学信仰对中华文明的发展产生了重大影响，它曾长期在中国传统信仰中居于主导地位，创造了中华文明历史上的巨大成就，使中华文明在很长一段时期居于世界前列。即便在今天，它对构建和谐社会仍然具有十分重要的积极作用。儒学信仰重视伦理道德生活，通过"心""理"等方式实践"道""仁"，追求君子、圣人的人格，积极追求人的自由境界，是出世与入世的统一。

　　而事实上，儒家思想并不比柏拉图或亚里士多德的思想更像宗教。"四书"（《大学》《中庸》《论语》《孟子》）在中国人心目中诚然具有《圣经》在西方人心目中的那种神圣的地位，但"四书"中没有上帝创世，也没有天堂地狱，更没有什么救世主。简单说，这就是中国的哲学精神。

第一节　天麻文化学中哲学精神

　　在哲学研究中，"精"最根本的含义指万物变化。"精神"

38

是一个集合概念，指过去事和物的记录及对此记录的重演。在哲学家看来，人类精神是一种宇宙精神，是记忆于人体中或记录于人造物中的过去事物与重演。在中医学理论中，"精神"指正气。《素问·上古天真论》曰："虚邪贼风，避之有时，恬淡虚无，真气从之，精神内守，病安从来。"中医认为只要身体的正气充足，一般就不会患病。身体所以患病一般都是外因通过内因而起作用的。在一般情况下，只要人体的正气旺盛，如功能正常，气血充沛，卫气固密，充满革命的乐观主义精神，即使有外来的刺激或外邪的侵袭，也不易发病。

在天麻文化学中，哲学精神是一种世界观、方法论，是反映在人的意识中经过思维活动而产生的观念。哲学精神反映出天麻栽培过程中植物学、生物学、基因学和文化学的一切根据和符合于客观事实的思想是正确的思想，它对客观事物的发展起到了促进作用。狭义地说，哲学精神，就是天麻文化学中的"天人合一""中和为本""中和为愈"的中庸思想。天麻文化学的哲学精神，集中表现在天麻药食文化中。

一　天麻药食文化与"天人合一"

在中国哲学里，"天"的含义既包括了自然，又包括了君临自然的"上苍"。可以说，中国文化的根本精神就是"以天为则""以人为本"。自西周以来"天圆地方"的原始宇宙观就已经形成。"泛爱万物，天地一体，天人合一也"。"天人合一"是中国哲学中关于"天与人"关系的一种思想。中国哲学里的"天"不是简单地指天空，天的含义非常丰富，是指天道的天，天也人间民意。在儒家来看，天是道德观念和原则的本原，人心中天赋地具有道德原则，这种天人合一是一种自然的，一种不自觉的合一。在庄子的哲学中，"天"是与"人"相对立的两个概念，"天"代表着自然，而"人"

指的就是"人为"的一切，与自然相背离的一切。在庄子看来，真正的生活是自然而然的，不是钩心斗角的。在道家来看，道法自然，天是自然，一切都可以看作自然，人也不例外。庄子说："有人，天也；有天，亦天也。"天人本是合一的。庄子也是道家思想最重要的开创者，所以"道家思想"又称"老庄哲学"。老子认为，人来源于自然并统一于自然，人类在自然条件下才能生存，在遵循自然法则的条件下才能求得发展。人在宇宙的演化历程中诞生之后，由于禀赋天地之灵而成为宇宙中之一大。宇宙为天，天是老子说的"道"，"道"就是"天"。因此，就逻辑来说，天人合一也是道德合一，而"合一"的基本方法就是"无为"。

从古至今，先祖们总是将人类自己放到天地之间这个大环境中去认识，要求人的一切行动都要与大自然统一起来，融合起来，颐应起来。如《黄帝内经》中就明确指出："人以天地之气生，四时之法成"。《老子》中也说："道大、天大、地大，人也大，而人居其一焉。"这话的意思是说：所以说大道不可违逆、天道不可违逆、地道不可违逆、人道也不可违逆。宇宙间有四个不可违逆，而人道——人类的普世价值就是其一。人道取法地道，地道取法天道，天道取法大道，而大道原本如此（取法自身）。老子认为，宇宙间万事万物的运动其实就是"气交"。在他看来，气交的本质就是天地人源于一气。《素问·六微旨大论》中载："气交"的概念："言天者求之本，言地者求之位，言人者求之气交。曰：何谓气交？曰：上下之位，气交之中，人之居也。"求之本，求之位，求之气交皆指求气之本。天地人三者是一气分布到不同领域的结果，因而是可以认知和掌握的。"天枢之上，天气主之；天枢之下，地气主之；气交之分，人气从之，万物由之"。

中国食疗文化，以饮食治疗疾病为目的，与中医传统文化融为一体，是源远流长、丰富多彩的中国饮食文化的特殊组成部分。而道家文化以求"天人合一"为宗旨，以得健康长寿为目的，对中国食疗文化的形成和发展有重要的影响。道家认为，人们的饮食要融入大自然之中，遵循"天人合一"的哲学思想。道家医学认为，"食疗"与"药疗"相结合才是上工之术，道医主张把饮食养生引进治病养生的领域，将"食治"放在医治疾病的重要位置。譬如，庄子、孙思邈、葛洪等对养生之道都有经典论述。孙思邈在长期医学实践中，总结出了饮食的养生功效和作用，他认为饮食养生是人们养生修炼的重要组成部分。孙思邈在《千金要方》里，要求人们摒除名利、喜怒、声色、神虑、糟散，方能"信顺日跻，道德日全，不祈福而有福，不求寿而寿自延"。孙思邈在饮食养生的论述中还特别强调四时养生，他认为："春三月，此谓发陈，天地俱生，万物以荣……夏三月，此谓蕃秀，天地气交，万物华实……秋三月，此谓容平，天气以急，地气以明……冬三月，此谓闭藏，水冰地坼……天有四时五行，以生长收藏，以寒暑燥湿风，人有五脏，化为五气，以生喜怒悲忧恐。"对应五脏四季的特点，其养生进补方法也有大异。孙思邈留下了许多饮食方法、饮食禁忌、饮食偏方、四季滋补、老年调养等养生方法，至今为后人所应用。

其实，在先秦的儒家经典《礼记·月令》中对四季养生也有明确的记载，如春行夏令、行秋令、行冬令必有天殃；而且反对颠倒季节，当然也反对食用反季节食品。孔子说的，不食不时，包含两重意思：一是定时吃饭，二是不吃反季节食品。说到底，就是要求人们顺应"天"的节律膳食养生，遵循"天人合一"的哲学思想。

换言之，"天人合一"的哲学思想，主要集中表现在以天为则，道法自然的天麻药食养生文化中。人只要管住了自己的心身，就能管住了自己的身体和行为。天麻的修身养性之道，就在于既调解阴阳脏腑，又修身自我德行。中国哲学讲的"天人合一"，其实就是"天人合德"，即人与天在德行上是一致的。遥想唐代诗魔、香山居士白居易闭关修炼，写五律《斋居》，抒天地情怀："香火多相对，荤腥久不尝。黄耆数匙粥，赤箭一瓯汤。厚俸将何用，闲居不可忘。明年官满后，拟买雪堆庄。"诗句传达出了白居易人与天的德行，表达了白居易修身养性的天麻哲学思想。

二 天麻药食文化与"中和为愈"

"中和为愈"是中国药食文化中的最高哲学思想。往大处说，中和是天下的根本。"中"，指恰到好处，合乎度，是人人都有的本性。"和"，是大家遵循的原则，为哲学思想的基本内涵所在，即非浓非淡、非单非同、是适中与平衡、和谐与统一。通过"中"这个原则，达到"和"的状态。"致中和，天地位焉，万物育焉"，这话诠释了"中和"所达到的中庸状态。我们过去批判过"中庸之道"，对中庸的概念认识不足，甚至形而上学。事实上，现实生活的方方面面，都离不开中庸，我们要用中庸之道让社会达到"中和"的状态。

由此可见，达到"中和"的境界，天地便各在其位，万物便生长繁育，社会便安定团结了。换言之，人体通过阴阳平衡达到"痊愈"。许慎在《说文解字》曰"痊，病瘳也。"本义是：疾病消失了，意思是身体痊愈了。中医理论认为，辛味，具有宣散润燥、行气血的作用，是中药的性质和滋味，即四气五味。四气，指药物的寒气、热气、温气、凉气四种特性，又称四性。五味，指药物的辛味、甘味、酸味、苦味、咸味。天麻具备了四气中的温气和五味中的辛味，天麻的药理作用，平衡了中医的阴阳调节理论。明·张景岳著《景岳全书》云："味辛，平，阴中有阳。治风虚眩晕头旋。眼黑头痛，诸风湿痹，四肢拘挛，利腰膝，强筋骨，安神志，通血脉，止惊恐恍惚，杀鬼精蛊毒及小儿风痫惊气。"天麻对人的大脑神经系统具有明显的保护和调节作用，对用脑过度、学习紧张、生活压力大、电脑综合征等人群具有良好的改善记忆作用。天麻更与中国传统饮食的"中和之美"哲学思想观念相合拍。

天麻药食文化中"中和为愈"的哲学思想，强调天地万物都在"中和"的状态下找到自己的位置以繁衍发育。这种哲学思想建立在个体与社会、人与自然的和谐统一之上。具备"和"的特征的中国饮食，丰富而和谐，多样而统一，体现出浓郁的中国哲学思想。

三　天麻药食文化与"清净无为"

清静无为，亦作"清静无为"，是道家的一种治术，意为和平治理。唐代文学家贾至《虙子贱碑颂》载："鸣琴汤汤，虙子之堂，清静无为，邑人以康。"清静无为提出天道自然无为，主张心灵虚寂，坚守清静，复返自然。汉初实行这种政治策略。清静无为是道家中最为重要的哲学思想。

道家学派创始人老子说："五色令人目盲，五音令人耳聋，五味令人口爽，驰骋畋猎令人心发狂，难得之货令人行妨。是以圣人为腹不为目，故去彼取此。"由此可见，道家饮食观与世俗饮食观的最大区别，是认为其饮食的生理功能不如宗教功能，即所谓："食为行道，不为益身"。道教以谷肉为粗鄙，其饮食的目的不是满足口腹之欲，而是为了修行长寿。老子说："见素抱朴，少私寡欲。"因此，道家的饮食观属于寡欲养生型的饮食观，体现了道家"清静无为"的思想。

无为，道家的核心概念之一，指对万物发展不加干预，顺其自然，任其发展。道家认为，"为"是为了私人利益拂逆事物之理强而行之，所以是有求于人的；无为是听任事物顺应其自然之理而成就之。要知道无为就必要道法自然，顺应自然规律。就如同老子在《道德经》第三十七章"道常无为而无不为"。清静无为，是老子对君王的告诫，不与民争。

老子所讲的"道"就是顺应自然发展而不自为的道，所以道是"无为"的。在他看来，没有欲望而保持虚静天下就自然而然归于正道。

从文化学上讲，无为者，无为而治也。道家讲话的无为而治，即不要用主观去干涉客观事物，要充分把握客观事物发展的趋势，然后顺应这种趋势，推动世界的发展。在推动世界发展的过程中。可以实现人的解放，这是更高的无为，所以叫作"无为而无不为"。

四　天麻药食文化与"烹饪治国"

烹饪治国，始于伊尹。伊尹是商汤御厨，后为辅国宰相，有"烹调之圣"美称。传说，商汤有莘氏女子采桑，得婴儿于空桑之中，献给莘氏之君，有莘之君命令一个庖人抚养这个婴儿。这位厨师把婴儿抚养大了，取名挚，又名阿衡（即伊尹）。伊尹由于养父的言传身教，烹饪技艺日益增高。伊尹在有莘氏期间参加过餐饮业的劳动，精通割烹之道。后到伊尹商汤，因为烹饪手法高明，汤王就任命伊尹为御厨。一日，伊尹利用御厨的身份抱了砧板，烧制了一只鹄羹，还做了一味鱼肉之酱献给汤王，以料理"割烹"作比喻，向汤王建议"讨伐夏桀、拯救人民"。商汤器重了伊尹的建议，并任命他做了当朝宰相。

何谓治国？老子李耳骑青牛过函谷，著《道德经》五千言，在经书第六十章中曰："治大国若烹小鲜"为世人乐道古今。2013 年 3 月，习近平总书记出访金砖四国时曾经引用了老子的这段话：我们"这样一个大国，这样多的人民，这么复杂的国情，领导者要深入了解国情，了解人民所思所盼，要有'如履薄冰，如临深渊'的自觉，要有'治大国，如烹小鲜'

的态度……"可见,烹饪治国、修身养性,是历朝历代帝王将相治国理政、才子佳人修身情怀的哲学思想。

老子《道德经》第六十章:"治大国,若烹小鲜。"这话的意思是说,治理大国就像烹调美味的小菜一样。老子的:"治大国,若烹小鲜"的哲理含义是治理大国就好像烹煎小鱼儿,油、盐、酱、醋等调料放得要恰到好处,不能多不能少。应该像烧菜一样精心,两者都要掌握火候,都要注意佐料。

自号"香山居士"的白居易,《斋居》一诗云:"香火多相对,荤腥久不尝。黄耆数匙粥,赤箭一瓯汤。厚俸将何用,闲居不可忘。明年官满后,拟买雪堆庄。"诗句的开篇,诗人道出了自己的斋居情节。"香火多相对,荤腥久不尝",诗句说的是,白居易在持戒中,与香火两对望,静心修炼,心知肚明,很久没吃到鸡鸭鱼肉了。在他看来,在山野斋居的日子里,既达到了修身养性,又得戒诱解惑之道,可谓实践了佛教的慈悲主义。在白居易修行期间,用黄耆(又称黄芪,中草药,味甘性微温。归肺、脾、肝、肾经。补齐固表,托疮生肌。)和赤箭(又称天麻,味辛、性温、无毒。息风止痉,平肝潜阳。)煮粥和煲汤喝。并用"赤箭一瓯汤"来代替肉类补充营养,这不光和众生了清净缘,同时还节省了金钱。由此感叹道,"厚俸将何用,闲居不可忘",金钱再多又有何用?只有修身养性才是不能忘怀的。诗句传达了白居易已经开始计划自己任官后所得的俸禄怎么分配;然而独独不能忘记了闲居的置办。"明年官满后,拟买雪堆庄",明年官职任期满后,在一处高寒幽界建一个庄园,了此残生。从《斋居》中我们品读到白居易对"赤箭一瓯汤"天麻的独特情怀,同时也感悟到白居易的天麻哲学思想。

拓展一点说,晚年白居易,生活大多是以"闲适"生活来反映自己"穷则独善其身"的人生哲学。处世他以"明德"

和"修身"作为顺应天道的美德。公元 844 年，73 岁的白居易出钱开挖龙门一带阻碍舟行的石滩，事成后作诗《开龙门八节石滩诗二首并序》寄语传世，诗中传达出诗人"达则兼济天下"的人生观。重要的是表达出诗人立身修德，也要让别人立身修德。自己通达事理也要让别人通达事理。这就是《论语·雍也》中说的"己欲立而立人，己欲达而达人"。这也正是白居易所追求的最高精神境界。

把话又说回来了，据《叙州风物志》载："贡天麻为叙府之要务，每年派员从乌蒙 (今昭通) 之小草坝购得，马帮入川，载以官船，直送京都，皇上分赠诸臣，文武要员以获此赏为荣。"

1972 年，美国总统尼克松品尝到周恩来总理为他特设的国宴滇菜《天麻汽锅鸡》后，意犹未尽地说道："总理先生，我如果每天都能吃到您为我准备的《天麻汽锅鸡》，我可以签署所有的文件。"当然，传说只能是传说。

事实上，用饮食文化来阐述治国之道是最通俗易懂的。换句话说，在传统中国，饮食不仅属于个体生命延续的手段，甚至也必须符合修身齐家治国平天下的大道。这便是中国饮食文化深刻地体现着"烹饪治国"的哲学思想的证明。

在今天我们这个提倡人与自然和谐相处，人人都享有健康保健的社会里，道家"天人合一""清净无为"思想表达的"知食宜""服石与炼丹""反对虐生"的饮食养生观，适应了人们要"吃出健康""吃出长寿"的需求，顺应了人们探索饮食文化、提高生活质量的精神追求，对促进现代中医食疗科学的发展有着重要的现实意义。

第二节　天麻精神结合

精神指人的精气、元神；物质为构成宇宙一切物体的实物和场。精神与物质之间的关系问题，是天麻文化学的基本问题。物质是第一性的，精神是第二性的，物质是客观存在的东西。天麻作为一种物质，一旦置身于自然之中，就不仅仅是一种物质的产品了，而成了人们契合自然、回归自然、调节身心的媒介。它由里到外都挥发出物质的精、气、神，体现出天麻是血，天麻是肉，天麻是有生命的物质，这就是天麻的物质哲学思想。

天麻的物质哲学思想和精神结合理论，集中表现在"道""怡""和""真"四个属性方面：

一　道

世间万物，无论是自然的，或是人为的，都自有其"道"。除了各类事物各有各的"道"以外，万物又有其共同的"道"。《系辞上》说："一阴一阳之谓道。继之者善也，成之者性也。"这是生成万物的"道"。道家认为，世上有一物生成，必定有生成这个物质的物质，还有这个生成物质的依据。关于"阴阳"的逻辑分类，《周易》说：每一样事物都可以从一个意义说是阴，从另一个意义说是阳，这取决于它和其他事物的关系。《易传》则说："乾 三 为天，为圜，为君，为父。"坤☷"为地，为母。用阴阳和乾坤联系起来，在中国哲学中就叫"天地阴阳"说，"乾坤阴阳"理论。例如，一个天麻，对于土地来说，生长在地下部分的块茎是阴。而生长在地上部分的茎秆是阳。用辩证法的观点看，天麻的"阴阳"关系是随着天麻生活史而变化的。起初天麻萌发种子的过程是阴，后来成长成为茎秆，生成为蒴果阶段是阳。但最终天麻生成商品天麻是在地下生长完成的。《齐物论》中说："方生方死，方死方生；方可方不可，方不可方可；因是因非，因非因是。"事物总是在不断变化之中求得发展。从《齐物论》的观点看，天麻的"阴阳"关系，其实就是否定之否

47

定的关系。这又使我想起了两个人的话，一个是道家学派创始人老子说的："人法地，地法天，天法道，道法自然"的哲学思想，另一个是战国中期著名哲学家惠施所说的"泛爱万物，天地一体也"的哲学命题。

二　怡

《说文解字》曰："怡，和也。"怡，形声，从心，台（yí）声。本义：和悦的样子。怡，乐也。怡也有喜乐的，使人心神感官愉快的等意思。

首先，天麻具有保健作用，常食用天麻能强身健体，提高免疫机能，促进身体健康。身体健康，是"怡情养性"的前提。其次，天麻的主要目的是修身、怡情、养性，人们以食疗天麻，从而怡然自乐，得到身心境界的升华，提高生活的质量。

其次，天麻的精神结合与儒学、佛教、道家的主题一致。食疗天麻，食之为一：以融、性、伦、乐、美相通。食之为二：以清苦、清心、清寂、清净、麻清如露，身心一味。食之为三：清心寡欲、平肝息风、质润多液、清心健体。

三　和

"和"字最早见于甲骨文和金文，"和"，指和谐、和平、祥和。"和"是儒家所倡导的伦理、政治和社会原则。《礼记·中庸》曰："喜怒哀乐之未发谓之中，发而皆中节谓之和；中也者，天下之大本也，和也者，天下之达道也。致中和，天地位焉，万物育焉。"这话的意思是，喜怒哀乐没有表现出来，叫做中；喜怒哀乐情绪发自本，叫做和。中，天下最大的根本（务本）；和，天下能达到道的（乐本）。君子达到中和，天地都会赋予他应有的位置，万物都会得到养育。中国哲学的"中庸之道",讲求不偏不易,务本、固本、乐本、合适的处世原则。

《论语·学而》曰:"礼之用,和为贵"。这话的意思是,礼的作用,贵在能够和顺。孔门认为,礼的推行和应用要以和谐为贵。在人文科学中,"和"是宽容主义精神的表现,是理论理性的体现。和睦的人际关系,和谐的社会环境,对于人的生存和发展,至关重要。

中国古代哲学中,"中庸"强调对待事物关系要把握一个度,以避免对立和冲突。提倡"贵和""持中"的和谐意识,有利于处理现代社会各种矛盾,以保持社会的稳定。在天麻的精神结合里,"和"以儒家思想"礼,义,仁,忠,孝",以"和"为核心。强调平和为本,阴阳平衡。天麻药食强调"中和为本",主张在不同物质之间的搭配、融合、平衡达到最为圆满程度的一种疗效。这就是老子讲的"万物负阴而抱阳,冲气以为和"的思想。在天麻文化学的药食思想中,"中庸"一定是食疗之道;一定是适中之道;一定是可行之道;一定是健康之道。

四 真

"真"是一个会意字,由"贞"变形而来,"贞"即占卜,由占卜而获得真相,即为"真"。真也是古代道家的专用名词。《说文解字》曰:"真,仙人变形而登天也。"这个"真"是道家修炼的核心,是道家思想的重要概念。道家修炼要求说真话,做真事,修真养性,逐渐地返璞归真,最后修成真人。

在哲学中"真"是一个哲学范畴,与道家思想有着密切的关系。中国古代哲学家、道家学派创始人老子认为,"真"就是复归于婴儿、复归于朴素无为的自然状态。庄子也认为,"真在内者,神动于外"。在他看来。"真者,所以受于天也,自然,不可易也"。真与客观事实相符合,与"假""伪"

相对。法国十八世纪伟大的启蒙思想家、哲学家、教育家、文学家卢梭的《爱弥儿》开篇说，"一切事物，出自上帝之手时都是好的，一旦到了人手里就变坏了"。可见，中西方的哲学家们，对于人的认识和对真的理解是不谋而合的。

天麻的物质与精神结合，所强调的就是"真"返璞归真，宁静致远，道法自然，守真养真的哲学思想。

第三节 天麻对亚健康干预

在动词中，干预指过问或参与。在健康学中，干预指对健康人群、亚健康人群、身心疾病人群的健康危险因素进行全面监测、分析、评估、预测、干预和维护的全过程。实施健康干预是变被动的疾病治疗为主动的健康管理，达到节约医疗费用支出、维护健康和促进健康的目的。

天麻对亚健康干预，就是运用天麻的药效功能、食用功能，对人的亚健康状态进行防病治病，或促进病体康复，从而达到"有病治病，无病强身"的目的。

一 何谓"亚健康"

中国传统医学中的"亚健康"通常是指患了疾病，而在古代"疾"与"病"含义是不同。"疾"指不易觉察的身体上的小毛病或小疾病，如果不及时采取有效的医治措施，就会发展到觉察身体不适的程度，这便称之为"病"。这种患疾的状态，现代医学叫"亚健康"或"第三状态"，在中医学中称为"未病"。

"未病"不是无病，也不是可见的大病，按中医观点而论是指身体已经出现了阴阳、气血、脏腑功能失调的状态。我们的祖先早就意识到，有了疾病除积极寻找除疾之法外，还积累了许多预防疾患的措施。《黄帝内经》曰："圣人不治已病治未病，夫病已成而后药之，乱已成而后治之，譬犹渴而穿井，斗而铸兵，不亦晚乎？"由此可见，我们的祖先已认识到了对疾病应"未雨绸缪、防患未然"的重要性。

现代医学中的"亚健康"指介于健康与疾病两者之间的一种生理功能低下的状态，即机体内出现某些功能紊乱，但未影响到行使社会功能，主观上有不适感觉，是人从健康到疾病的中间阶段。"亚健康"也称为"次健康""第三状态""中间状态""游移状态""灰色状态"等。医学家们把健康称为"第一状态"，把身患疾病称为"第二状态"，将亚健康称为"第三状态"。

亚健康状态也是很多的疾病的发病前期征兆，即肝炎、心脑血管疾病、代谢性疾病等。亚健康人群普遍存在六高一低，即高负荷（心理和体力）、高血压、高血脂、高血糖、高尿酸、高体重、免疫功能低。

人体出现"亚健康状态"时，常常会有以下生理表现：

1. 心神不安，惊悸失眠：主要表现为情绪低沉，反应迟钝，失眠多梦，记忆力减退，注意力不集中，易激惹。

2. 汗出津津，经常感冒：经常自汗、盗汗、出虚汗，自己稍不注意，就感冒，怕冷。

3. 舌赤苔垢，口苦便燥：舌尖发红，舌苔厚腻，口苦、咽干、便秘、小便短赤等。

4. 面色有滞，目围灰暗：面色无华，憔悴；双目周围，眼袋灰暗发青。

5. 四肢发胀，目下卧蚕：有些中老年妇女，晨起或劳累后足踝及小腿肿胀，下眼皮肿胀、下垂。

6. 指甲成像，变化异常：中医认为，人体躯干四肢、脏腑经络、指甲出现卷如葱管、相似蒜头、剥如竹笋、枯似鱼鳞、峰突凹残、甲面白点等，均为甲象异常，病位或在脏腑、或累及经络、营卫阻滞。

7. 潮前胸胀，乳生结节：妇女在月经到来前两三天，四肢发胀、胸部胀满、胸胁串痛，妇科检查，乳房常有硬结。

8. 口吐粘物，呃逆胀满：常有胸腹胀满、大便黏滞不畅、肛门湿热之感，食生冷干硬食物常感胃部不适。

9. 体温异常，倦怠无力：下午体温常常在 37～38°C 左右，手心热、口干舌燥、全身倦怠无力。

10. 视力模糊，头胀头疼：平时视力正常，突感视力下降，伴有眼花、目胀、头疼。

亚健康状态是现代社会普遍存在的心理问题。人们如果长期处在高度紧张的工作学习环境中，常会感到压力很大，觉得无法承受，这种状态久了，就会使人的意志消沉，产生无聊感，因此，必须掌握调适的方法。

预防亚健康，调适状态要从以上几种方法入手，从纠正发病诱因开始，真正从思想上认识亚健康，做到科学的健身、修养、营造良好的生活环境和人际关系。也就是从生物-心理-社会医学模式的角度全面来加以预防和治疗亚健康。

首先，在日常生活中要注意均衡营养，饮食合理，既要吃山珍海味、喝牛奶，更要吃粗粮、杂粮、蔬菜、水果，这样才符合科学合理均衡营养观念。还要注意有效地补充人体所需的维生素A、B、C、D、E、叶酸等，矿物质钙、磷、镁、碘、铁、锌等。主动补充营养素也是帮助您远离亚健康的有效途径。

其次，必须学会科学地休息和调控情绪，劳逸结合，学会放松，让自我从紧张疲劳中解脱出来。这样可以使人从容不迫地处理在工作、学习和人际关系中遇到的各种问题，用积极乐观的态度和有效的行为去面对客观现实。

再次，积极参与体育和娱乐活动，修身养性，陶冶情操，这是提高和放松情绪的良药。根据自己的情况，制定一个锻炼计划，远离喧嚣的城市，到郊外沐浴阳光，呼吸负氧离子，吐故纳新，通过躯体运动来转移心理疲劳。

另外，还可在闲暇时候投身于自己感兴趣的爱好当中，如欣赏音乐、喝茶聊天、户外旅游和收藏把玩，以此为寄托而忘却心身疲劳。

心理压力产生时，如果不及时地作调适与疏导，就会产生不良反应，生成负性情绪。因此，当您感到烦躁、郁闷、紧张时，不妨采取正当的宣泄法、运动法、旅游法、倾诉法等进行自我疏导。

二　天麻对亚健康状态的干预

"亚健康"是一种心身失衡状态，归类于身心疾病的范畴。导致亚健康状态的原因很多但主要是由现代生活中的环境污染、饮食结构失调、心理压力加大，以及来自社会竞争的各方面的职场压力等原因，其中饮食结构不合理是最常见的原因之一。

中医认为，人体的阴阳平衡、脏腑功能协调，才是健康的标志。反之，就造成亚健康状态。在治疗亚健康手段上中医则提出"药以祛之，食以随之"的方法，以食物扶助正气，并确立了"五谷为养，五果为助，五畜为益，五菜为充"的食疗原则，并强调酸、苦、甘、辛、咸的"五味调和"。这就是人们常说的"药补不如食补"的道理。选用食疗是调整亚健康状态的最佳方法。因为许多天然食物营养全面、无毒副作用，长期服食，可达益气、养血、扶正、健脑、强身、抗衰老的目的，特别是对中医认为的各种虚损症的调养更具有实用价值。

在这里，主要介绍食用天麻对"亚健康状态"的保健治疗具有显著的疗效。患有亚健康状态的人一般都有心烦意乱、头晕、气短、失眠，还伴有记忆力减退、注意力不集中等自主神经功能紊乱。天麻镇静、抗惊厥、明目、增智作用，能治疗神经衰弱和神经衰弱综合征。天麻还有治息风、定惊、通脉、开窍、强筋力等诸多功能。久服天麻益气力，长阴肥健。

在合理膳食天麻的同时，要注意避免油腻荤腥、暴饮暴食，克服不良的膳食倾向。一些传统的食疗用品，如蜂蜜、花粉、阿胶等，在治疗亚健康症状方面具有抗疲劳效果，可适当选用。

选用天麻食疗是调整自主神经功能，恢复亚健康状态的最佳方法。因为，天麻是一种有机食品，在自然环境中追求仿野生栽培，天麻含有人体必需的 16 种微量元素，8 种氨基酸，天麻多糖。长期服食可补中益气、养血、扶正、健脑、强身、抗衰老、提高免疫机能的目的。

三　天麻药食进入心身健康概念

随着社会的进步，现代社会的一个最大特点就是高情感、快节奏，由此带来了亚健康。大多数现代人都患上了失眠、头痛、心悸、记忆力减退和注意力不集中等亚健康症状。于是人们的心理节奏日趋紧张，精神负荷也日益加重，这样就很容易发生心理过激反应，产生这样和那样的心理障碍。

在现代社会中，"劳累""烦恼""郁闷"，是现代人形容生活的常用"词"。事实上，如何放松自己，注重心理健康，已经成为二十一世纪重要的社会新课题。譬如："心理压力""亚健康""心理疲劳"，已经成了现代人的三大社会健康问题。有资料显示，现代社会中 45% 的人有不同程度的心理障碍，在现代都市人群中有 73.31% 的人都处于不同程度的"亚健康"状态。根据世界组织的一项全球调查结果显示，全世界真正健康者仅 5%，找医生诊治疾病者约占 20%，剩下的 75% 就属于"亚健康"者。医学家们把健康称为人体"第一状态"，把身患疾病称为"第二状态"。"亚健康"是指处于健康和疾病两者之间的一种中间状态。它的特征是人的机体内出现某些自主神经功能紊乱，但未能影响到行使社会功能，只是主观上有身体不适的感觉，但仍可以继续上下班，是人从健康到疾病的中间阶段。由此可见，心理健康问题已成为 21 世纪的一个重要的公共卫生问题。

中医理论认为，天麻对人的大脑神经系统具有明显的保护和调节作用，对用脑过度、学习紧张、生活压力大、电脑综合征等人群具有良好的改善记忆作用。现代人把天麻保健品称为由舌尖到心理、由食品到身体的"心理按摩"。

天麻之所以能给人产生出这样和那样的正性心理行为效果，这是由于天麻富含的"天麻素""微量元素""多糖"，以及"氨基酸"能对人的心脑血管、大脑皮层神经、情绪认知起到疏通和调节作用。情绪的生理特征告诉我们，当一个人发生情绪时，其身体影响是不同的。一般说来，在愉快、舒心、宁静的心理状态下，人体的肾上腺素分泌适量，呼吸平和，血管舒张而血压偏低，唾液腺分泌适中，肠胃蠕动正常等，这些生理反应均有助于身体内部的调节和保养。但紧张、焦虑时，肾上腺素分泌过多，血压升高，心跳加快。消化腺分泌过量，肠胃蠕动过快，乃至出现腹泻或小便不自主泄出。这一切都有害于身体内部的调养。如果一个人经常处于某种不良情绪状态之中，久而久之便会影响一个人的身体健康。上述，人体内的两种不同的生理反应，都是人的情绪作用的表现。

21 世纪的今天，人们对"健康"的认识，已经不再局限于狭隘的生理学模式，而广泛于生理——心理——社会学的模式中。"健康"的新概念，超越了身体无病症的范畴，世界卫生组织将健康定义为：生理健康、心理健康以及社会功能良好三个方面。而情绪的良好，本身也是心理健康的一个重要组成部分。天麻确实能对人的心脑血管、大脑皮层神经、情绪认知起到潜移默化的调节作用，这就让天麻作为一种养生保健品进入了现代人的健康概念之中。

四　天麻对现代人的身心养护

心身养护，其实就是心身保养。指通过怡养心神、调理情态、调剂生活等方法，保护和增强人的心理健康达到形神高度统一，提高健康水平。历代养生家把调养精神、养护心身作为养生长寿的方法，调神养生法主要包括清静养神、立志养德、开朗乐观、调畅情志心理平衡等方面。

随着社会的进步，人类进入互联网时代。现代生活的一个最大特点就是网络化程度高度集中，数码高科技争相涌现，生活节奏加快，亚健康人群增加。心身问题已经成为21世纪，困扰人类的几大问题之一。

究竟什么是心身疾病呢？简单地说，心身疾病是指那些心理—社会因素在疾病的发生和发展中起主导作用的躯体疾病。心身疾病(psychosomatic diseases)或称心理生理疾患(psychophysiological diseases)，是介于躯体疾病与神经症之间的一类疾病。心身疾病有狭义和广义两种理解。

在现实生活中，不如意的事十之八九。如果不能处之泰然，很容易产生心理失常，甚至导致心理疾病。从容不迫地应付紧张激烈的社会竞争，这道难题已突出地摆在了现代人的面前。

历朝历代，天麻的药食传播，一方面是靠本草文献和纳贡活动传播；另一方面是依赖于膳食餐饮、药铺医馆的推广。天麻作为一种养生保健品，可以调节人的血管心身，平定人的自主神经功能。首先，天麻文化可以改造和净化人的心身。在人会当凌绝顶时，豁达开朗的人，以笑口常开，笑面人生的态度，获得心灵走势由低潮至高潮的转变。胸襟开朗的人，用天麻调整心身，养生固本。其次，天麻食用可以清静养神，自我调节能保持神经系统不受外界精神因素干扰，使人体生理功能处于最佳状态，从而让人安静、心胸豁达、神清气和、乐观积极，有益于健康。再次，历代养生家都把天麻作为养生长寿的上品，提倡清静养神、立志养德、开朗乐观、调畅情志心理平衡等法则。

天麻心身养护的宗旨，就是身体阴阳平衡。《黄帝内经》曰：阴阳平衡，阴阳平衡人则健康，有神；阴阳失衡就会患病，早衰，甚则死亡，当身体阴阳失衡时，应食疗＋药疗使身体阴阳恢复平衡，病自然就好了。

自古以来，健康长寿就是人们梦寐以求的目标。大自然中日月经天、江河行地的现象，启发人们师法自然、回归自然，以使生命永在。《周易象上传》曰："天行健，君子以自强不息。"这话的意思是，宇宙不停运转，人应效法天地，永远不断地前进。《黄帝内经·素问·上古天真论》中记载："黄帝曰：余闻上古有真人者，提挈天地，把握阴阳，呼吸精气，独立守神，肌肉若一，故能寿敝天地，无有终时，此其道生。"这段话的意思是，掌握自然变化之规律，可以呼吸天地之间的精气，常常练习气功，这样肌肉就很结实，所以，他们的寿命就如同天地一样长久而没有终了，这就是因为他们懂得了养生之道的精髓。

第四章 天麻文化学的经济概说

　　天麻文化经济理论，属于文化经济学的范畴，其内容既涵盖了天麻学科，又兼有天麻文化和经济双重特性的领域。它论述文化与经济的关系，文化需求与供给、文化商品与价格，文化生产、交换、消费、市场、投资，以及文化发展战略、文化经济管理等。天麻文化经济理论，立足于文化经济学基础，讨论天麻文化和经济两个不同领域的联系，论述经济是人类创造实现价值，实现价值，满足人类物质文化生活需要的活动，从中寻找出天麻文化与经济联系的特点和规律。

　　天麻文化经济理论研究的是以人为本，以文化为主导的经济学问题。"以人为本"，把人类的生存作为根本，或者把人当做社会活动的成功资本。这一观点最早是由春秋时期齐国名相管仲提出来的。今天，科学发展观提出的"以人为本"，是第一次把人的精神作为一个文化能源。事实上，人与物质两大能源的结合是一切事物成败的能量，以人为本的行为是万物的开端；以人为本，就是用人类的情感彰显和善、友爱和人性，共同建立自己美好的家园；以人为本，就是以实现人的全面发展为目标。

　　在远古时期，邃古之民，穴居而野处，食则茹毛饮血，衣则缀叶负皮，榛榛狉狉，殆伍禽兽自后，洪荒渐僻。原始社会的人类，在长期的生产劳动中，改造了自然，同时也改造了人的本身。进入原始社会，不仅各种不同的原始文化形式混沌一体，而且物资生产活动与原始农业生产活动糅合在一起。原始公社氏族内的每一个成员，既是物质生产者，又是农业文化生产者。物质产品和文化产品，当然也包含着艺术产品凝聚于一体，同时被原始人类创造出来，又同时被原始人类所享用。于是形成了原始社会文化与原始社会经济的特殊关系，即文化与经济没有任何之间环节，他们彼此直接地、密不可分地联系着。从逻辑上讲，虽说原始社会文化与原始社会经济之间没有任何环节，从人类进化演变的大环境上看，没有"劳动"就没有人类的演变，也就没有人类文化的进步。

总之，劳动创造了人类，创造出原始社会文化和社会经济。

第一节　劳动创造了人

追溯历史，在没有文字以前，神话传说中的人物，伏羲氏、燧人氏、有巢氏、神农氏都没有名字。上古时期的名字，不知道姓什么、叫什么。后来，人们根据他们对人类作出的贡献来取名字。如伏羲氏是游牧时代的英雄，教人们驯养家畜；燧人氏发明用火；有巢氏教人们建造房屋；神农氏是原始农业的发明者，他教人们定期种植、收获。这些例子说明，人类从实践开始，劳动创造了人。

"劳动创造了人"，是恩格斯提出的科学论断。劳动是人类赖以生存和发展的决定力量。在劳动的直接推动下，人类社会的经济生活逐渐丰富起来，并开始出现原始精神文明，人类发生了质的变化。

事实上，社会历史从来不是脱离人的活动无主体的过程。历史运动的前提基础是人的社会存在，历史变迁、生产力的发展其动力源泉就是来自人的社会活动。马克思和恩格斯曾经指出："历史什么事情也没有做，它'并不拥有任何无穷尽的丰富性，它并没有在任何战斗中作战'！创造这一切、拥有这一切并为这一切而斗争的，不是'历史'，而正是人，现实的、活生生的人。"（《马克思恩格斯全集》第2卷，第118页）。

人和一般动物的本质区别就是劳动。一般动物不存在真正意义上的劳动，但是，在作为人类祖先的类人猿的活动中，靠前肢抓取天然的棍棒、石块等作为工具，来获取食物，这种随机性的简单活动，已经孕育着人类劳动的萌芽，开始了从猿到人的过渡。在这一进化过程中，手的专门化具有重要的意义。恩格斯在《自然辩证法》一书中说："手的专门化意味着工具的出现，而工具意味着人所特有的活动，意味着人对自然界进行改造的反作用，意味着生产"。"人离开狭义的动物愈远，就愈是有意识地自己创造自己的历史。"（《马克思恩格斯选集》第3卷，第456—457页）自从制造出第一把石刀或石斧之时起，才有了真正的人手和真正的人类劳动，它标志着猿类终于从一般动物界分离出来而转变为人类。不仅手、意识和语言是劳动的产物，而且美也是劳动的产物。

人类自脱离动物以后，在生产劳动中最初并不是创造美，也没有专门创造出美的对象，美和生存是结合在一起的，在自然界里对他们来说，那些有用的东西、有益物件，就是美的。因为在有用的对象中，能直观地感受到由自己创造的喜悦。所以，有用就美。

从石器造型的演变上看，旧石器时代使用的是打制石器，很粗糙，没有定制，一器多用，石器外形上和天然石块的差别并不大，但在石面上留下了人的意识的烙印。从材料的选择、加工，到外形特征，都体现出人类的主观能动性，有意识、有目的的创造活动。随着生产力的发展，生产工具的演变，人类渐渐开始了审美欣赏和审美创造活动。

旧石器时代中期的丁村人，在元谋人、北京人之后，经历了几十万年的劳动实践，人类在制作石器上又有了新的创造。丁村人的石器特征，既锐利又坚实，在造型上更为实用，在外形上和自然形态的石块已有了较显著的区别，体现了人类智慧的发展。

旧石器时代晚期的山顶洞人，从美学意义的角度看，山顶洞人石器特征，出现了两大变革：一是使用钻孔和磨制技术，制作出骨针；二是装饰品的出现。这一时期的山顶洞人就用石珠、兽牙、海蚶壳等染上红、黄、绿等各种不同的颜色佩带在身上。山顶洞人的佩石，大多数都是取材于自然界，是自然形态的模拟。山顶洞人佩石为美的动机，很可能是传达自己一种原始美的潜意识，或者是显示他们的英雄气概和智慧标志。考古发现，山顶洞人所佩带的兽牙，这些穿孔的兽牙全是犬齿。犬齿齿根较长，齿腔较大，尖锐有力。由此设想，山顶洞人佩带兽牙是为了表现一种雄劲的力量美或是一种部落符号标识图形。总之，原始装饰品对于社会生活的影响，是在审美的意义以外的，它在记号和标识上的发展，比在艺术形式上要复杂和深邃得多。

新石器时代晚期的大汶口文化，是父系氏族社会的文化典型，生产工具仍以石器为主，兼有骨器、角器和蚌器等。石器有铲、锛、斧、凿、刀、匕首、矛等，有的石铲和石斧钻有圆孔。更重要的是，新石器时代晚期的大汶口文化中的雕塑技艺已有了史无前例的发展，大汶口文化的雕塑工艺品不仅数量多，而且有较高的艺术水平，多数是墓内的随葬品。雕塑品有象牙雕筒、象牙琮、象牙梳、雕刻骨珠、骨雕筒、骨梳、牙雕饰、嵌绿松石的骨筒、雕花骨匕以及陶塑动物等，这说明人们的审美需要愈来愈发展。尤其是大汶口文化中的玉铲更具有明显的审美特征。从工艺上讲，在造型上玉铲方圆厚薄的处理十分规整、均匀；在色彩上光泽、滢润、古朴；

在社会地位上玉铲是权利的象征，是原始社会里"头人"的一种地位标志，它是五千年前我们祖先的一件创造美、享受美的杰作。

拓展一点讲，劳动创造了人，人发明了火，火又促进了人类文明。在旧石器时代的晚期，河南商丘燧人氏带领原始部落捕食野兽，在狩猎中当击打野兽的石块与山石相碰产生的火花，启发了燧人氏，他以石击石，撞击产生火花引燃火绒，生出火苗，从此发明了人工取火。传说，1万年前，有燧明国，不识四时昼夜，其人不死，厌世则升天，国有燧木，又叫火树，屈盘万顷，云雾出于其间，有鸟若鹗，用嘴去啄燧木，发出火光，有位圣人，从中受到启发，于是就折下燧枝钻木取火，人们就把这位圣人称为商丘燧人氏。在熟食中，燧人氏不仅发明了人工取火，而且最早教人熟食。魏晋史学家谯周撰《古史考》曰："太古之初，人吮露精，食草木实，穴居野处。山居则食鸟兽，衣其羽皮，近饮血茹毛；水则食鱼鳖蚌蛤，未有火化，腥臊多，害肠胃。于是有圣人，以火德王，造作钻燧出火，教人熟食，铸金作刃，民众大说，号曰燧人。"古籍《三坟》曰："燧人氏教人炮食，钻木取火，有传教之台，有结绳之政。"燧人氏成为了华夏人工取火的发明者，教人熟食，结绳记事，结束了远古人类茹毛饮血的历史，开创了华夏文明，被后世奉为"火祖"，位列三皇之首，尊称"燧皇"。

第二节　天麻之识之名

毛泽东说过：世界上的一切，人是最宝贵的，只要有了人，什么人间奇迹都可以创造出来。距今1万年人类逐渐进入了新石器时期，大约在公元前8000年到公元前3500年间发生了人类的"农业革命"，在采集经济基础上产生了原始农业，在狩猎经济基础上产生了原始畜牧业，人类历史上第一次社会大分工（原始农业与原始畜牧业的分工）完成了。

上古时期，五谷和杂草长在一起，药物和百花开在一起，炎帝神农率众从家乡随州厉山出发，向大西北走去，走了整整 49 天，后到达一个神农架大山脚下，神农在此尝草采药，架木为梯，以助攀缘；架木为屋，以避风寒；架木为坛，跨鹤升天。神农尝百草，一日而遇天麻，依形态特征取名"赤箭"。

天麻之识之名，不言而喻，就是神农氏初识天麻，取之为名——赤箭。

中国人对天麻的利用，可追溯到神农时代。相传，上古神农尝百草，以疗天下民疾，他采尝过九百九十九种草药，唯独采尝天麻，怪异神奇。忽一日，神农来到太白山秦岭峰下采药。不经意间，神农挖到了一棵天麻，见它无茎叶，没须根，只有一个光秃秃的肉块。神农既不知它叫什么药材，也不知其平毒寒温性情，便决定把它装入袋内带回家去品尝。当他正要伸手去拿时，没料到，天麻却溜之大吉了。

神农纳闷片刻便在身边周围连挖带找，半个时辰过去了就是不见天麻的踪影，心里着实不快。神农背着草药竹筐，手里拿着挖药的木剑，执着地从这山挖到那山，又从那山挖到这山，把整个太白山大小山峰坡地都挖遍了，终于在秦岭峰下找到了它。这次神农急中生智，当天麻刚刚露头，神农眼疾手快，拿起木剑"噌"一下子扎住了仙人脚一般的天麻，这回天麻想跑也跑不掉了。 神农取下系在腰间的葫芦，仰头喝了几口水，便倒在山坡林间睡着了。一觉醒来，太阳西下，神农背起草药竹筐，准备下山回家。当他准备去拔起木剑时，怎么拔也拔不下来了，居然木箭和天麻竟长在了一起，成了天麻的茎秆了。从此以后，天麻变成了土地下的块茎，竹剑变成了土地上的薹秆。神农从植茎薹花的形状好似神箭，于是取名"赤箭"。名字既出，一叫一食，便叫到了西汉，西汉宗室刘安撰《淮南子·修务训》中曰："神农乃始教民，尝百草之滋味，识水泉之甘苦……当此之时。一日而遇七十毒，由是医方兴焉"。东汉皇甫谧撰《帝王世纪》中称："炎帝神农氏……尝味草木，宣药疗疾，救夭伤人命，百姓日用而不知，着本草四卷。"古代文献论述神农氏尝百草而始有医药者相当丰富，正因为此，我国第一部以赤箭为名的系统论述药物的著作，约成书于汉代，被命名为《神农本草经》，即寓有尊崇怀念之意。

第三节　天麻纳贡文化

纳贡，就是交纳贡品。说白了，就是古代诸侯向天子贡献财物土产。纳贡称臣，是一个汉语词汇。释义：缴纳贡品，自称为臣下，后来也比喻心悦诚服、甘拜下风，词条出自《醒世姻缘传》。

早在商代时期，华夏人就开始逐鹿中原，将四方的蛮夷之邦，少数民族部落，看成是背弓箭，吃虫鱼的蛮夷群体。华夏人征讨统治后，便迫使蛮夷之邦以天子为首，择吉日纳贡大王表示敬意。远古蛮夷之邦，古代分封诸侯所向天子纳贡的贡品，大都是财物土产。这些财物土产常见的是一些茶叶、珠宝、瓷器和农业产品等。

公元前1066年，周武王伐纣，实得巴蜀之师，周武王消殷后，巴蜀用所产之物漆、茶和蜂蜜特产，作为"纳贡"珍品，改善关系。东晋蜀人常璩在所撰写的《华阳国志·巴志》中记载："周武王伐纣，实得巴蜀之师……土植五谷，牲具六畜，桑、蚕、麻、苎、鱼、盐、铜、铁、丹、漆、茶、蜜、灵龟、巨犀、山鸡、白雉、黄润、鲜粉，皆纳贡之。"书中写的"荼"，就是指的"茶"。巴蜀之师，由巴蜀及南部周围的许多部落，包括云南、贵州地域里的一些少数民族部落组成的反纣同盟，其中就有居住在云南的"濮族"。有文献记载，云南的布朗族、佤族、德昂族（旧称：崩龙人），三族的族称、族源都与濮人部落有关。《后汉书·西南夷·夜郎传》中有记载，夜郎国（贵州），夜郎王统治地域内的民族称"夷族"即僚族。滇国西不谈稿县（今云南富源、陆良东部与贵州接壤地区）杂居着"僚族"和"濮族"。"濮族"集中分布在"仆水"即今红河及其上游元江、礼社江。因沿岸地带居住着很多的濮人，所以古时也将"仆水"称为"濮水"。

综观文献史记，由此可以断言，早在三千多年前的商周奴隶制社会时期，云南境内的"濮族"就已经开始了种茶和制茶。

清乾隆时，纳贡文化到达鼎盛时期。《叙州风物志》载：早在清乾隆五十年（公元1785年），正值乾隆皇帝寿辰。这年，四川宜宾知府为了向皇上献媚。派心腹到小草坝采购天麻，朝贡高宗爱新觉罗·弘历。《叙州风物志》曰："贡天麻为叙府之要务，每年派员从乌蒙（今昭通）之小草坝购得，马帮入川，载以官船，直送京都，皇上分赠诸臣，文武要员以获此赏为荣。"不难看出，二百多年前，小草坝的天麻就运到京都，进清廷成为了"贡天麻"。

1792年，也就是乾隆五十七年秋天，皇帝接到了两广总督的一封紧急奏折。奏折说，有一个名叫"英吉利"的陌生国家，派人到广州来送信，说打算要来朝贡天朝。奏折后面还附上了翻译成中文的英国"商业总管""百灵"的"禀文"。禀文如下：

英吉利国总头目官管理贸易事务百灵谨呈天朝大人，恭请钧安。我本国国王，管有呀兰地嘧吨、佛兰西、嗳仑等三处地方，发船来广贸易。闻得天朝大皇帝八旬大万寿，本国未曾着人进京叩祝万寿，我国王心中十分不安。我国王说："恩想求天朝大皇帝施恩通好。凡有我本国的人来广，与天朝的人贸易，均各相好，但望生理愈大，饷货丰盈。"今本

65

国王命本国官员公辅国大臣吗嘎尔呢，差往天津。倘邀天朝大皇帝赏见此人，我国王即十分欢喜，包管英吉利国人与天朝国人永远相好。此人即日扬帆前往天津，带有进贡贵重物件，内有大件品物，恐路上难行，由水路到京，不致损坏，并冀早日到京。另有差船护送同行。总求大人先代我国王奏明天朝大皇帝施恩，准此船到天津，或就近地方湾泊。我惟有虔叩天地保佑天朝大人福寿绵长。（《掌故丛编》）

历史上，"万国来朝""四夷宾服"向来是中央帝国统治成功的标志。中华帝国的属国越多，就证明帝国治理得越良好。中央王朝通过册封，赐予四周小国以合法性地位。而中央王朝自身的合法性，一定程度上也需要小国的捧场来证明。历代王朝都热衷于展示自己的光荣伟大，以吸引周围国家前来朝贡。

大清王朝的属国数量自然也不少。因为中国与属国的关系根本上是礼仪性的，中国是君，外国是臣，所以清代的外交分别由礼部和理藩部来划片管理。东南及海上一片，如朝鲜、琉球、越南、南掌（即老挝）、暹罗（即泰国）、苏禄、缅甸，以及西洋的荷兰、葡萄牙、西班牙、罗马教皇厅（即意大利）等，归礼部管。而归理藩院管辖的，主要是西北陆上属地及国家，比如哈萨克、尼泊尔、锡金、不丹和中国人一厢情愿中的"属国俄罗斯"等。

1839 年，"茶马古道"源头，云南西双版纳古六大茶山的易武古镇车氏家族的始祖车顺来，创办了"车顺号"茶庄。次年，车顺来进京参加科举考试，取得贡生学位。为报答知遇之恩，他开始向朝廷敬献车顺号自制茶。在位的道光皇帝品后龙心大悦，赞此茶"汤清纯、味厚酽、回甘久、沁心脾、乃茗中之瑞品也"，即御批"瑞贡天朝"四字赐誉易武车顺号茶庄，并加封车顺来为"例贡进士品位"。钦命头品顶戴赴云南呈宣，由云南布政使遣捷勇巴图鲁监为，制成长七尺三寸二分，宽一尺八寸，厚一寸五分的"瑞贡天朝"金字大匾。例贡进士车顺来举行了隆重的迎匾挂匾仪式，将金匾恭立于宅院门楣之上，张灯结彩，欢庆七天七夜，为易武茶获此殊荣而兴高采烈。此匾也成了云南普洱茶最高荣誉的见证。

此后的几十年，车顺来谨遵皇旨，每年照例将自制的茶叶瑞贡京城，车顺号的茶制品成了清朝廷皇亲国戚们不可缺少的御用饮品而更加名扬海内外。

第四节　天麻产业的软实力

"软实力"一词，是由美国哈佛大学肯尼迪政治学院院长约瑟夫·奈于20世纪80年代首先提出这个概念。原是指在国际关系中，一个国家所具有的除经济及军事外的第三方面实力，主要是文化、价值观、意识形态及民意等方面的影响力。以后有学者把软实力引申应用于区域、企业、个人等，并分别形成区域软实力、企业软实力及个人软实力等。

一　什么是软实力

所谓软实力，指精神力量，包括文化力、政治力、文化力、外交力和契约精神等。换言之，与国家、城市软实力不同，企业软实力就是指一个企业的文化、价值观念等影响自身发展潜力和感召力的因素。具体地说，就是企业所认同的价值理念、精神信念、经营思想、道德准则和行业规范以及由此产生的思维方式、行为方式、品牌效应的综合体现。

二　软实力的表现特征

从特征上讲，软实力具有隐性力和竞争力。

（一）软实力是一种可以感知的潜在的隐性的力量。

软实力是一切非物化要素所构成的实力就是软实力。软实力重在一个"软"字，这种软的力量具有超强的扩张性和传导性，可以超越时空，产生巨大的影响力。我们决不可因为它的内在形式而忽视它的存在，也不能把软实力当作"软指标"而视为可有可无。

（二）软实力是一种支配性实力，而且是居于竞争力的核心部分，是核心竞争力。

在一定意义上，硬实力是摸得着的物质力量，可以起到一定的决定作用，但那只是阶段性的作用，而不能长期地维持核心竞争力的位置。软实力产生的效力是缓慢的、长久的，而且更具有弥漫扩散性，更决定长远的未来。

有专家认为，一家独大的时代已经过去，在软实力称霸的时代，跨领域变革的新时代已经拉开了序幕。

三 天麻产业的软实力建设

产业的软实力和硬实力共同构成产业的整体实力，产业若想长期发展，二者均不可忽视。与天麻产业一直强调的"硬"栽培不同，"软"服务（宣介）恰恰是天麻产业容易忽略的。进入新时代，天麻产业应及早突破传统的栽培运营方式及供销模式，建立借助天麻文化软实力，发展天麻产业硬实力的栽培运营方式及供销模式。

（一）提升天麻产业软实力

说到天麻产业软实力的提升，涉及的主体包括政府、涉农产业、种植大户、合作社、家庭农场。政府可以有专门项目建设当地特有天麻品牌，帮助新型农业经营主体申请有机食品、地理标志等认证，大力宣传当地天麻文化。充分利用本地区的天麻优势资源，塑造主导产品或产业，逐步打响天麻产品的专业化品牌。同时，要学习日本和台湾地区利用文化的结合和人文历史的结合来发展农业观光旅游的经验。对天麻产业来说，要想做大做强，走出国门，就要充分地利用天麻文化这一软实力，提高天麻产品的高附加值、低环境成本，提升天麻产业软实力，增加天麻种植户收入。同时，大力发展天麻养生旅游、天麻休闲旅游等生态农业项目，以谋求天麻产业的可持续发展。

（二）互联网＋天麻软实力

随着互联网新时代的到来，"互联网＋天麻软实力"正创造着天麻产业链条的新模式。今天，传统天麻产业市场呈现出信息化、网络化、智能化等新的市场特征、销售途径，通过互联网思维的导入，传统天麻产业可以从生产、宣传、经营、销售和其他配套领域实现新营销策略的根本性改变。通过"互联网＋"理念的引入，可以在天麻产品生产、产品销售和产品运营三个环节实现前所未有的变革，真正的提升天麻产业软实力。

第五章　天麻文化学的药食思想

天麻文化学中的药食思想，其实就是"药食同源"。"药食同源"是中国食疗文化形成的基础。古往今来，许多食物既是食物，也是药物，食物和药物一样同样能够防治疾病。古代医学家将中药的"四性""五味"理论运用到食物之中就是中药与食物的同源问题。《淮南子·修务训》称："神农尝百草之滋味，水泉之甘苦，令民知所避就。当此之时，一日而遇七十毒。"可见，神农时代药与食不分，无毒者可就，有毒者当避。

中国最早的医学典籍，成书于两千多年前的《黄帝内经》曰："五谷为养，五果为助，五畜为益，五菜为充。"这话的意思是，谷物（主食）是人们赖以生存的根本，而水果、蔬菜和肉类等，都是作为主食的辅助、补益和补充的。

唐代杨上善撰注的《黄帝内经太素》中载："空腹食之为食，患者食之为药物。"这反映出"药食同源"的思想。

从西方人文历史发展来看，两千多年前西方医学之父希波克拉底提出了饮食法则，及食疗思想："把你的食物当药物，而不是把你的药物当食物。"希波克拉底认为，提出了多吃食物少吃药，提前预防疾病为主的医学思想。

十七世纪，法国著名哲学家、物理学家、数学家笛卡尔创立了解析几何，树立了新的思维观点，提出了二元论思想。他对现代营养学的主要贡献是把食物从整体进行分解，确定了现代营养学的思想基础。

　　随着经验的积累，药食才开始分化，药膳进入我国宫廷。历代本草文献都把天麻列为"上品"，有"补益上药，天麻第一"之说，认为天麻的药用及食用价值很高。小草坝天麻在清朝时期就是"贡品"，清宫"御膳"之必需。

第一节　药食同源物品

　　国家卫计委公布的《关于进一步规范保健食品原料管理的通知》中，对药食同源物品、可用于保健食品的物品和保健食品禁用物品做出具体规定。

一　既是食品又是药品的物品名单

　　（按笔划顺序排列）

　　丁香、八角、茴香、刀豆、小茴香、小蓟、山药、山楂、马齿苋、乌梢蛇、乌梅、木瓜、火麻仁、代代花、玉竹、甘草、白芷、白果、白扁豆、白扁豆花、龙眼肉（桂圆）、决明子、百合、肉豆蔻、肉桂、余甘子、佛手、杏仁、沙棘、牡蛎、芡实、花椒、红小豆、阿胶、鸡内金、麦芽、昆布、枣（大枣、黑枣、酸枣）、罗汉果、郁李仁、金银花、青果、鱼腥草、姜（生姜、干姜）、枳椇子、枸杞子、栀子、砂仁、胖大海、茯苓、香橼、香薷、桃仁、桑叶、桑葚、橘红、桔梗、益智仁、荷叶、莱菔子、莲子、高良姜、淡竹叶、淡豆豉、菊花、菊苣、黄芥子、黄精、紫苏、紫苏籽、葛根、黑芝麻、黑胡椒、槐米、槐花、蒲公英、蜂蜜、榧子、酸枣仁、鲜白茅根、鲜芦根、蝮蛇、橘皮、薄荷、薏苡仁、薤白、覆盆子、藿香。

二　可用于保健食品的物品名单

（按笔划顺序排列）

人参、人参叶、人参果、三七、土茯苓、大蓟、女贞子、山茱萸、川牛膝、川贝母、川芎、马鹿胎、马鹿茸、马鹿骨、丹参、五加皮、五味子、升麻、天门冬、天麻、太子参、巴戟天、木香、木贼、牛蒡子、牛蒡根、车前子、车前草、北沙参、平贝母、玄参、生地黄、生何首乌、白及、白术、白芍、白豆蔻、石决明、石斛、地骨皮、当归、竹茹、红花、红景天、西洋参、吴茱萸、怀牛膝、杜仲、杜仲叶、沙苑子、牡丹皮、芦荟、苍术、补骨脂、坷子、赤芍、远志、麦门冬、龟甲、佩兰、侧柏叶、制大黄、制何首乌、刺五加、刺玫果、泽兰、泽泻、玫瑰花、玫瑰茄、知母、罗布麻、苦丁茶、金荞麦、金缨子、青皮、厚朴、厚朴花、姜黄、枳壳、枳实、柏子仁、珍珠、绞股蓝、葫芦巴、茜草、荜茇、韭菜子、首乌藤、香附、骨碎补、党参、桑白皮、桑枝、浙贝母、益母草、积雪草、淫羊藿、菟丝子、野菊花、银杏叶、黄芪、湖北贝母、番泻叶、蛤蚧、越橘、槐实、蒲黄、蒺藜、蜂胶、酸角、墨旱莲、熟大黄、熟地黄、鳖甲。

三　保健食品禁用的物品名单

（按笔划顺序排列）

八角莲、八里麻、千金子、土青木香、山莨菪、川乌、广防己、马桑叶、马钱子、六角莲、天仙子、巴豆、水银、长春花、甘遂、生天南星、生半夏、生白附子、生狼毒、白降丹、石蒜、关木通、农吉痢、夹竹桃、朱砂、米壳（罂粟壳）、红升丹、红豆杉、红茴香、红粉、羊角拗、羊踯躅、丽江山慈姑、京大戟、昆明山海棠、河豚、闹羊花、青娘虫、鱼藤、洋地黄、洋金花、牵牛子、砒石（白砒、红砒、砒霜）、草乌、香加皮（杠柳皮）、骆驼蓬、鬼臼、莽草、铁棒槌、铃兰、雪上一枝蒿、黄花夹竹桃、斑蝥、硫黄、雄黄、雷公藤、颠茄、藜芦、蟾酥。

第二节　天麻药用功效

天麻在本草文献中亦名：赤箭、独摇芝、定风草、离母、合离草、神草、鬼督邮。赤箭以其茎如箭杆，赤色而得名。明代著名医药学家李时珍在《本草纲目》中论述道：天麻，气味：辛、温、无毒。主治：诸风湿痹、四肢拘挛、瘫痪不随、眩晕头痛等症。李时珍说："天麻乃肝经气分之药。……眼黑头眩，风虚内作，非天麻不能治。天订乃定风草，故为治风之神药。今有久服天麻药，遍身发出红丹者，是其祛风之验也。"《神农本草经》始曰"赤箭"一名，后人改称为"天麻"一词。天麻为赤箭的根（块茎），药用部分指此。

一　古代本草阐述

关于天麻的性味功能，历代本草均有记载，马子密、傅延龄主编《历代本草药性汇编》汇集了百家之说，其记载：

（一）史前·神农氏《神农本草经》云："味辛温。

主杀鬼精物，蛊毒恶气。久服益气力，长阴，肥健，轻身，增年。一名离母，一名鬼督邮。生川谷。

（二）南朝·陶弘景著《神农本草经集注》云：味辛，温。

主杀鬼精物，蛊毒恶气，消痈肿，上肢满疝，下血。久服益气力，长阴肥健，轻名鬼督邮。

（三）唐·甄权著《药性论》云：又名定风草。味甘，平。

能治冷气顽痹，瘫痪不遂，语多恍惚，多惊失志。

（四）北宋·沈括著《梦溪笔谈》云：赤箭，即今之天麻也。

后人既误出天麻一条，遂指赤箭别为一物；既无此物，不得已又取天麻苗为之，滋为不然。

（五）金·张元素著《珍珠囊药性赋》云：味辛，平，无毒。

降也，阳也。其用有四：疗大人风热头眩，治小儿风痫惊悸；祛诸风湿痹不仁，主瘫痪语言不遂。

（六）元·李东垣著《药类法象》云：治头风，风痰眩运头痛。

诸风湿痹，四肢拘挛，小儿风痫惊气。利腰膝，强筋骨。

（七）元·朱丹溪著《本草衍义补遗》云：气平和，苦味。

一名定风草，即此是也。其苗名赤箭。主诸风湿痹、四肢拘挛，小儿痫惊及诸虚眩晕，非此不能除也。

（八）明·李时珍著《本草纲目》：天麻，乃肝经气分之药。

《素问》：诸风掉眩，皆属风木。故天麻入厥阴之经而治诸病。罗天益云：眼黑头眩，风虚内作，非天麻不能治。天麻乃定风草，故为治风之神药。今有久服之遍身发出红丹者，是其祛风之验也。

（九）明·张景岳著《景岳全书》云：味辛，平，阴中有阳。

治风虚眩晕头眩。眼黑头痛，诸风湿痹，四肢拘挛，利腰膝，强筋骨，安神志，通血脉，止惊恐恍惚，杀鬼精蛊毒及小儿风痫惊气。

（十）清·张璐著《本草逢原》云：天麻《经》名离母，一名定风草，茎名赤箭，辛平微温，无毒。

天麻味辛浓厚，性开属阳，为肝家气分药，故肝虚不足，风从内生者，天麻、川芎以补之。

二　现代药典记载

1.（国家药典委员会编《中华人民共和国药典》（2005年）记载：天麻具有"平肝息风止痉。由于疼痛眩晕，肢体麻木，小儿惊风，癫痫抽搐，破伤风"。

2.《中华人民共和国药典》（2010年版）记载：甘，平。归肝经。功能与主治：息风止痉，平抑肝阳，祛风通络。用于小儿惊风，癫痫抽搐，破伤风，头痛眩晕，手足不遂，肢体麻木，风湿痹痛。

3.《中药材手册》中载：天麻为多年生草本植物，分布于全国大部分地区。其干燥块茎亦称天麻，是一味常用而较名贵的中药。

4.《全国中草药汇编》记载：天麻主治高血压、眩晕、头痛、口眼歪斜、肢体麻木、小儿惊厥等症。

5.《中药现代研究与应用》中载："传统认为天麻主产我国西南诸省，东北、华北也有部分，以云南昭通产者最为著名"。

6.《中药辞典》中载：天麻有"平肝熄风、祛风定惊的功效，用于头晕目眩，肢体麻木，小儿惊风，癫痫，高血压，耳源性眩晕"。

7.《国家药典中药使用手册》（第二版）介绍天麻时说：天麻有"息风止痉药，用于肝风内动，惊痫抽搐；用于眩晕，头痛；用于肢体麻木，手足不遂，关节屈伸不利"。

8.《中药古今应用指导》记载：天麻以云南昭通产者为优，春天采挖者称春麻，冬天采挖者称冬麻，以冬麻之质优。天麻以体实泽亮半透明者为优，称明天麻。

9.《中药辞典》介绍天麻时说：天麻有"平肝熄风、祛风定惊的功效，用于头晕目眩，肢体麻木，小儿惊风，癫痫，高血压，耳源性眩晕"。

10.《天麻形态学》记载："云南省东北部（即昭通市）所产乌天麻……具花芽的球茎含水量特别低，加工成的商品麻在国际市场上享有很高的声誉。"

三　天麻的化学成分

20世纪50年代，从天麻中分离得到香荚兰醇；到20世纪70年代以后，从天麻提取物中分离得到：天麻素、对羟基苯甲醇、β—谷甾醇、蔗糖、D—葡萄糖苷、柠檬酸、对称单甲酯及棕榈酸、琥珀酸、对羟基苯甲酸、1，4-二取代芳环化合物。试验证明天麻素即对羟甲基苯—β—D—吡喃葡萄糖苷为天麻的主要成分。在对新鲜天麻的成分分析中，除得到上述成分外，还有对羟基苯甲醛、3，4-二羟基苯甲醛、4，4'-二羟基二苯基甲烷、对羟苄基乙基醚、柠檬酸酯和4，4'-二羟基二苄基化合物，4-乙氧甲苯基4'-羟苄基醚。微量生物碱、微量元素钙、镁等。另外还分离得到天麻抗真菌蛋白。

四　现代天麻的研究成果

现代医学研究证明，天麻的内在物质，即天麻素、微量元素、氨基酸、多糖含量的物质成分。

（一）天麻素

天麻素，又名天麻苷，《中国药典》2005年版规定："天麻按干燥品计，含天麻素（$C_{13}H_{18}O_7$）不得少于0.20%。"以小草坝天麻素含量为例，小草坝天麻经中科院昆明植物研究所、中科院药用植物研究所等分析测试，天麻素含量均远远超过0.20%。

天麻素不是天麻中唯一成分，天麻富含天麻素、天麻多糖、维生素 A、甙类，以及微量元素、氨基酸等，其中天麻素和天麻多糖是主要成分。

（二）微量元素

天麻含有 16 种微量元素：铁、铜、锌、钴、锰、铬、硒、碘、镍、氟、钼、钒、锡、硅、锶、硼。其中被称为与生命攸关的微量元素的锌、硒中化学元素含量，小草坝天麻远远高于其他天麻产区。

（三）氨基酸

天麻中含有 8 种氨基酸物质：缬氨酸、蛋氨酸、异亮氨酸、苯丙氨酸、亮氨酸、色氨酸、苏氨酸、赖氨酸，还含有对脑神经和肝脏有补益作用的天门冬氨酸、丝氨酸、谷氨酸、脯氨酸、甘氨酸、丙氨酸、胱氨酸、络氨酸、组氨酸、精氨酸等，小草坝天麻中的氨基酸含量较其他产区高。

（四）多糖

天麻多糖中的单糖，主要由戊糖和己糖构成。如戊糖中的木糖，己糖中的葡萄糖、半乳糖、鼠李糖等。此外还有一些单糖衍生物如甘露糖等，小草坝天麻中的多糖含量都比其他产区高。

（五）功效

近年的药理研究证明，天麻具有一改、两治、三镇、六抗的作用。

一改：改善记忆。天麻对人的大脑神经系统具有明显的保护和调节作用，对用脑过度、学习紧张、生活压力大、电脑综合征等人群具有良好的改善记忆作用。

两治：（1）治老年性痴呆。天麻在血管内能降低脑血管阻力，增加脑血流量，使脑循环得到改善，对肢体麻木、半身不遂、中风后遗症及帕金森综合征等病人具有良好的效果。（2）治高血压。天麻可软化血管，增强血管壁弹性，从而从根源上降低血压，降低血脂，还可平肝益气、利腰膝、强筋骨，以及增加外周及冠状动脉血流量，对心脏有保护作用。

三镇：（1）镇静。医学临床上，用合成天麻素（天麻甙）治疗神经衰弱和神经衰弱综合征病人，有效率分别为89.44%和86.87%，且能抑制咖啡因所致的中枢兴奋作用，还有加强戊巴比妥纳的睡眠时间效应。（2）镇痉。天麻对面神经抽搐、肢体麻木、半身不遂、癫痫等有一定疗效，还有缓解平滑肌痉挛，缓解心绞痛、胆绞痛的作用。（3）镇痛。天麻对三叉神经痛、血管神经性头痛、脑血管病头痛、中毒性多发性神经炎等，有明显的镇痛效果。

六抗：（1）抗癫痫。天麻能风痰闭窍、痰火扰神、瘀阻脑络、肝肾阴虚证候，对治疗癫痫有较好疗效。（2）抗惊厥。天麻对面部神经抽搐、肢体麻木、半身不遂、癫痫等有一定疗效，还有缓解平滑肌痉挛，缓解心绞痛、胆绞痛的作用。（3）抗风湿。《本草纲目》记载：天麻"主治风湿，四肢拘挛，瘫痪不遂"。天麻能治疗风湿、类风湿性关节炎、退行性关节炎，其中对风湿性关节炎疼痛及功能障碍、肢体麻木的功能尤为突出。（4）抗癌症。天麻由于含有多糖体，它能提高免疫能力，抵抗有害药物、有毒化学品和放射性线对身体的损害，包括有抑制肿瘤、抗癌作用。（5）抗衰老。氧化是人类衰老的重要原因之一，天麻由于有抗氧化作用，在抗衰老方面疗效极好。（6）抗抑郁。天麻对缓解病人精神压力、情绪不稳定及思维迟缓有十分重要的作用，特别对"激动型"抑郁症患者所表现的言语动作明显增加、焦虑恐惧的情形大为有用。

其实，小草坝天麻的药理作用表现出天麻的共性。这个共性，毋庸置疑地说，就是天麻的"一改、两治、三镇、六抗"的作用。明白了这一点，我们就明白了小草坝天麻与众不同的药理作用了。

天麻是一种药用草本植物，自古属于名贵中药材，其入药已有二千多年历史。天麻药品开发较早，目前已开发上市的天麻药品有：天麻片、天麻素片、天麻粉、天麻胶囊、天麻醒脑胶囊、天麻丸等，这些药品在国内外享有盛誉。天麻药品还有：天麻丸、天麻素片、天麻片、天麻粉、天麻胶囊、天麻醒脑胶囊等。

第三节　天麻御膳文化

"天上神仙府，世上帝王家。"皇帝的食用绝非常人可比，连饮用之水也要精心选择，所以才有了御膳之说。御膳，说白了就是帝王所享用的饮食。说到中国古代宫廷御膳，各个历史朝代都有各个的风味特点，但有一点是公认的，即中国历代帝王对口腹之欲都十分重视。清代的宫廷御膳在中国历史上已达到了顶峰。

的确，吃饭是头等大事，天麻滋补这事也不小。有句老话说："人生在世，吃穿二字"。人活在世上，不能不吃。吃对市井百姓来说，只要吃饱就成；但对帝王来说，那就得吃出"长生不老"，吃出"健康长寿"来。所以，历代的帝王都挖空心思地寻找长生不老药，秘炼返老还童丹。这样一来，天麻就名副其实地入食皇家，滋补帝王龙体。

（一）杜宇的天麻缘

据文献载，望帝杜宇把蜀王之位禅让给鳖灵后，退居西山，隐居终老。他的残余部族带着古蜀农耕文化回到故里朱提（今昭通），发展农业经济，修冶铁炉，炼青铜金器。两汉时朱提的农耕水利达到了鼎盛时期。

旷古朱提，川中多雨。湿热让部落里的很多族人都患上了风湿病，为了祛风除湿，预防和治疗风湿病，部落首领带领着族人上山采收野生天麻入食，食后发现天麻竟然能追风镇痛。

当时杜宇部落，农耕渔猎、采收天麻，是根据夷人（彝族）祖先创造的十月太阳历的阴阳五行，即五种雌雄元素，按照一年的五个季节劳作的。他们利用五个季节中的"雌木羊日变，耕牛下地方；雌土猪日变，树叶开始黄"两季，也就是我们今天所讲的春秋季节。杜宇部落在初春、晚秋时节，上山采收野生天麻。他们将采收回来的野生天麻，既蒸煮食用，又洗净晾干，作为部落所必须之药，补中益气，补五劳七伤，治疗头疼眩晕。杜宇部落所使用的矛（兵器），就是以赤箭（天麻）其茎如箭杆的形状而制作的。

（二）诸葛南征药食天麻

公元 223 年（蜀汉建兴元年），仍属中国历史上的三国纷争时期。这年四月，刘备在白帝城病逝，五月刘禅即皇帝位，改元建兴。刘禅登基，年十七岁，封丞相诸葛亮为武乡侯。这一年六月前后，今四川西部、云南、贵州大部分地区的地方武装趁机反叛，酿成战乱。

公元 225 年（蜀汉建兴三年），武乡侯诸葛亮调集三路大军抚夷南征，史称平定南中，临行前刘禅赐诸葛亮金鈇钺一具，曲盖一个，前后羽葆鼓吹各一部，虎贲六十人。庲降都督李恢率中路军，从驻地平夷县（今贵州毕节）沿小路进入夷地芒部，走白水江，来到瘴雨蛮烟之地的大草坝（今小草坝）。芒部夷人（彝族）首领济火（夷名"妥阿哲"）闻诸葛亮抚夷南征，随即率领将士赶往芒部属地大草坝迎接武侯大军，积粮通道，助亮出征。将士们因长途跋涉，风餐露宿，水土不服，患上了蛊毒恶气之疾，故取大草坝安营扎寨，建造"七星营"休整，在七星营中建造有前卫营、中军营、后卫营，还在中军营中建有武侯营，山头上筑有烽火台。

一日，济火为蜀军运送军粮来到七星营，看到蜀军部分将士患上了头痛和眼疾之症，济火心知肚明，这是瘴雨蛮烟所致，随后便给武侯大军送来了天麻，这种叫"赤箭"的植物块茎，能消除蛊毒恶气，又有明目之功效，将士们吃了济火送来了天麻后，很快治愈了头痛和眼疾。在驻扎期间，济火还时常烹羊宰牛慰劳蜀军，经过短暂休整后，将士们恢复了体力，走出了大山。向建宁（今曲靖）进军，抄袭雍闿，打败雍闿军，完成了迂回益州郡（今云南东部），占领孟获的根据地，切断孟获援高定军的退路，为诸葛亮擒得孟获，顺利平定南方奠定了基础。《华阳国志·南中志》记载："建兴三年春，亮南征。由水路自安上入越嶲。……夏五月，亮渡泸，进征益州。"《蛮书十卷》中曰："蜀忠武侯诸葛亮伐南蛮，五月渡泸水处，在弄栋城北。"

公元225年秋天，南中乱事平定。冬天，诸葛亮班师回营，归程自滇池（今昆明），经味县（今曲靖）至汉阳（今贵州威宁），由五尺道（僰道）向北，十二月至成都。

（三）曹操服天麻丸疗治头风

《三国志》中记载，曹操奠定曹魏政权，因操劳战事，患上了严重的头痛病。曹操为此四处打探名医，最后请来了神医华佗医治他的头痛病。华佗起初提出开颅治疗法，但遭到曹操疑心的反对。后来，华佗采取了保守治疗，经过他的望闻问切，仔细观察研究症状，华佗特意为曹操配制了一剂天麻丸。曹操服食后果然头痛病症状明显减轻。打那以后，曹操坚持药食天麻，渐渐地头风疼痛有所好转。于是，曹操服天麻丸疗治头风的故事流传于民间。

（四）唐明皇视天麻为滋补首选

《唐宫惊变》记载，唐明皇李隆基每日清晨调服一盅天麻粉后才临朝理政，视之为滋补上品，益寿珍品。据说姑母太平公主欲仿效武则天，企图谋皇篡位。了解到他的这个习惯后，命潜伏于李隆基身边的宫女袁蓉蓉，在调食的天麻粉

81

里下毒，不料泄露风声而阴谋败露。事后唐明皇仍服他的益身补品天麻，并乐此不疲，认为天麻不但是大补上品，亦是救命神品。在唐明皇的益寿生活中，天麻被视之为滋补首选，益寿珍品。

（五）小草坝天麻甲京都

《叙州风物志》记载：早在清乾隆五十年（公元1785年），正值乾隆皇帝寿辰。这年，四川宜宾知府为了向皇上献媚。派心腹到小草坝采购天麻，朝贡高宗爱新觉罗·弘历。《叙州风物志》曰："贡天麻为叙府之要务，每年派员从乌蒙（今昭通）之小草坝购得，马帮入川，载以官船，直送京都，皇上分赠诸臣，文武要员以获此赏为荣"。

（六）小草坝天麻纳贡天朝

《彝良民俗志》记载："早在清乾隆五十年（公元1785年），四川宜宾知府派人来彝良小草坝采购天麻给皇帝祝寿"。

（七）乾隆喝天麻酒延年益寿

乾隆一生不饮烈性酒，也不喝过量的酒。乾隆饮酒，以健身为本，旨酒延年益寿，根据不同季节喝不同的酒，而且很有节制。比如，春节喝屠苏酒、端午节喝雄黄酒、中秋节喝桂花酒、重阳节喝菊花酒。乾隆还根据身体情况饮用天麻酒和人参酒，他称赞天麻酒为服食上品。好的生活饮食习惯，让这位盛世皇帝活到了89岁。

（八）刘罗锅天麻火腿火锅

宰相刘墉，民间外号"刘罗锅"。一生嗜好藏书，还好书法，更注重饮食养生。平素他喜欢美食"涮羊肉"，还爱吃滋补上品"天麻火腿火锅"。相传，刘罗锅第一次食用了天麻后，三日精神焕发，体力充沛。他借助天麻给予的提神醒脑功效，充分利用语言明快，头脑清晰，逻辑缜密，与老冤家和珅，斗智斗勇，针锋相对，玩和珅于股掌之上。甚至，也让同朝为官的铁齿铜牙纪晓岚畏惧刘墉三分。后来，刘墉戏称这道养生美食叫"刘罗锅天麻火腿火锅"。据说，刘墉还特意将此美食推荐给乾隆皇帝御用，并大受褒奖。

（九）光绪用天麻洗头治疗头痛

据《清宫医案》记载，光绪二十九年（公元 1904 年），光绪皇帝本来体质羸弱，加之多年的抑郁与愤懑，在位后期患上头痛眩晕症，发作时疼痛不止，几乎没精力料理朝政。由于光绪皇帝平时嫌吃药苦，又矫情草药怪味。御医切脉问诊后，开出一个天麻洗头方剂。清廷《起居注》记载，光绪皇帝用天麻洗头配方，采用中药煎煮水剂洗头，渐渐治好了头痛眩晕之症。光绪三十四年（公元 1908 年）十一月十四日光绪帝暴崩，享年 38 岁。

（十）慈禧太后服用天麻治疗面风

光绪年间，慈禧太后患上面风多年，还伴有头痛和失眠，宫廷御医切脉问诊后，开出了一个药方，用防风、白芷、生白附子各 6 克，僵蚕 9 克，细辛 2 克，生南星 6 克，天麻 6 克，薄荷 3 克，水煎，热熏，温洗。亦可研粉，盐水调成饼状，敷贴患侧。此方出自《清代宫廷医话》，为御医给慈禧太后治疗面肌痉挛的脐疗方。慈禧太后最终活到了 73 岁。

（十一）《红楼梦》里的天麻膳食

《红楼梦》里薛蟠之妻夏金桂羞辱了金陵十二钗副册的香菱，又气恼了薛姨妈后，薛姨妈便身体不适，胸胁胀痛，肝郁气滞。后来膳食了"天麻钩藤煲乌鸡"，薛姨妈这才得天麻乌鸡调理了气血，恢复了身体。再说，《红楼梦》贾府里众人寄予厚望的贾珠之子贾兰，勤奋苦读追求功名，多亏经常膳食天麻、首乌、枸杞与珍菌的煲汤，得益于膳食调理身体，贾兰成年后考中了第一百三十名举人。

（十二）朱德品尝天麻豆浆炖乌鸡

1909 年 1 月的一天，朱德从四川仪陇马鞍场琳琅寨李家湾的家中出发，徒步二十多天，经宜宾、水富进入豆沙关，来到了云南昭通。由于身上的盘缠所剩无几,朱德和同伴决定在昭通打零工赚路费再去昆明。

一天,朱德和同伴在昭通陡街辕门口卖烧洋芋时,被一个叫迟家公馆的管家看上,管家带着朱德和同伴去了迟家公馆挑水打零工。十天过去了,公馆老板见朱德和同伴挑水和打扫院子非常卖力,而且也很辛苦,便叫下人买来野生天麻、豆浆和一只乌骨鸡,叫厨子给朱德他们做了一道昭通名菜"天麻豆浆炖乌鸡"。

二十多天过去了,朱德和同伴挣到了去昆明的路费,他们向公馆老板和管家道别后,便踏上了到云南陆军讲武堂求学的征程。

(十三)云南王——龙云用昭通天麻宴请蒋介石

1935 年初,"云南王"龙云被蒋介石任命为"第二路军总司令",对路过贵州、云南的红一方面军防堵追击。5 月 10 日,蒋介石和宋美龄亲自来到昆明,在昆期间,龙云在自己的公馆设天麻宴招待蒋介石和宋美龄,在丰盛的宴席上除了天麻汽锅鸡外,还有一道美味佳肴"天麻鱼头炖豆腐"。这道菜的食材用的就是龙云自己故乡昭通的乌天麻,豆腐则是用昭通二半山的黄豆,再用石磨制作而成的。

(十四)周恩来用天麻汽锅鸡宴请尼克松夫妇

1972 年 2 月 21 日上午 11 点 30 分,美国总统尼克松乘坐的"空军一号"飞机降落在北京机场,开启了破冰之旅,中美交往的大门终于被打开。这标志着中美关系一个新时代的开始。

尼克松还没有走下舷梯,他就像周恩来伸出了手。周恩来说:"总统先生,你把手伸过了世界最辽阔的海洋来和我握手。我们两国已经有 25 年没有交往了啊!"

来到北京,走进人民大会堂国宴厅,尼克松品尝了周恩来总理为他特设的国宴,国宴上还增补了由毛泽东主席的主厨云南昭通籍滇菜大师彭正芳专门为美国总统烹制的一道云南名菜"天麻汽锅鸡"。

（十五）胡耀邦在视察昭通期间品尝天麻气锅鸡

1985 年 2 月 12 日，时任中共中央总书记的胡耀邦，在中共云南省委书记安平生、省长普朝柱的陪同下，来到昭通视察工作。当天的中午 1 时，胡耀邦在省、地委领导的陪同下，乘旅行车到鲁甸县视察。下午 3 时，胡耀邦返回昭通，在地委会办公楼会议室听取地委、行署的汇报，并作了重要讲话。当晚，时任昭通市委书记梁公卿、市长陶盛文专门用"天麻汽锅鸡"宴请了胡耀邦总书记。

第四节　天麻药食思想

天麻的药食思想始见于中国医之始祖的著作《黄帝内经》，又称《内经》。《内经》中载："药以祛之，食以随之。"另外，东汉时期整理成书的典籍《神农本草经》又称《本草经》《本经》，书中也有对天麻食用的明确论述："久服益气力，长阴，肥健，轻身，增年。"《黄帝内经》奠定了人体生理、病理、诊断以及食疗的认识基础，是中国影响极大的一部医学著作，被称为医之始祖。《神农本草经》提出了人体的"七情和合"原则，运用了天麻的药食物功能，在两千多年前的用药实践中发挥了巨大作用，是中医药药物学理论发展的源头。

从天麻的药理成分上看，天麻块茎中含有香荚兰醇、香荚兰醛、维生素 A 类物质、苷、结晶性中性物质、微量生物碱、黏液质等。天麻素是天麻的主要有效成分，昭通天麻的天麻素平均含量高达 1.13%，是首选天麻食用的物种。

我们都记得，在生活中天麻的食用方法近百种，有炖、煮、蒸、炒、烧、泡等吃法，以下着重介绍四道云南天麻历史名菜。

一　天麻汽锅鸡

天麻汽锅鸡，是云南最久的一道美味佳肴，是名宴酒席上的美味，也是老百姓餐桌上的佳肴，味道鲜味，营养锅中。

（一）历史人物

人物、地点：中国国家总理周恩来、美国总统尼克松；1972 年人民大会堂国宴厅。

（二）美食功效

1. 天麻：是一种常见的中药，性平，味甘，有很高的滋补药用价值。

2. 效果：镇惊、镇痛、息风、抗风湿等。

3. 禁忌：性平味甘，诸无可忌。

（三）烹制方法

1. 菜名：天麻汽锅鸡。

2. 工艺：云南建水汽锅。

3. 口味：原本味。

4. 类别：气血双补调理，补虚养身调理，明目调理。

5. 主料：乌骨鸡 1000 克

6. 辅料：乌天麻 200 克

7. 调料：乌鸡 150 克、天麻 100 克、红枣 5 粒、枸杞 8 克、姜片 20 克、盐 5 克、鸡精 3 克、味精 3 克、大葱 10 克、香菜 5 克、陈酿 5 克、盐 2 克。

（四）制作工艺

将乌鸡宰杀，清洗干净，剁成块状；乌鸡块在开水中余透，放入汽锅内；天麻放在汽锅内，加葱段、姜片、陈酿、盐等，上笼蒸烂即可。

二　天麻鱼头炖豆腐

（一）历史人物

人物、地点：蒋介石、云南军政委员会主席龙云；1935年初龙云公馆。

（二）食材

新鲜鳙鱼头一个、石磨豆腐 50 克，熟猪油 70 克、天麻 100 克，枸杞 8 克，葱白 15 克、香葱 10 克，姜片 20 克，花生油 10 克，鸡粉 3 克，陈酿 50 克，盐 7 克。

（三）烹制

1. 鳙鱼以头制菜，其头宜大不宜小，头大胶厚肥腴，头小拆骨较难。

2. 天麻和枸杞用清水浸泡回软，豆腐切成麻将块，姜切片备用。

3. 锅中烧开水，用手勺浇淋在鱼头上，趁热用清洁球擦去鱼头上的黑膜，用清水冲洗干净。

4. 锅中烧底油放香葱白和姜片煸香，把鱼头两面煎过。

5. 添高汤（也可用鸡汤或清水代替）烧开后把鱼头、天麻放到砂锅中，内煮 10 分钟，加入枸杞，再用盐、鸡粉、花雕酒调味，慢慢炖半小时，出锅时撒香葱碎即可。

（四）主治

补虚、散寒。主治头晕、风寒头痛。除了药物治疗外，要辅以药膳食疗。如颅内高压、头痛、呕吐者可选。

三　天麻炖河鱼

（一）历史人物

人物、地点：李恢（三国时期平定南中的中路军将领）；大草坝（今小草坝）七星营。

（二）食材

河鱼两条（约 500 克），天麻片 100 克，调料适量。

（三）烹制

用冷水将河鱼刮去表面泥膜，挖净体内杂物，洗净后置于容器中，再将天麻片、葱、姜覆盖其上，加黄酒适量后，容器加盖，隔水炖 1.5 ～ 2 小时。

（四）食用

根据食者的口味，用麻油或调制蒜泥等调味汁水，蘸食新炖熟的天麻及河鱼，并喝汤。

（五）主治

滋养肝肾，平肝潜阳，活血散瘀。

（六）适应范围

适用高血压、肝火等症。

四　天麻豆浆炖乌鸡

（一）历史人物

人物、地点：朱德；迟家公馆（1905 年 1 月，当年朱德在昭通迟家公馆挑水打工赚路费的日子）。

（二）食材

乌骨鸡一只，豆浆调料适量。

（三）烹制

用昭通本地放养的乌骨鸡做主料，石磨豆浆做辅料，把乌骨鸡砍成块状，将鸡块放入砂锅，用砂锅小火慢炖 2 小时。再将温热的豆浆和天麻片、葱、姜覆盖其上，再在砂锅里炖半小时即可。

（四）特点

乌鸡鲜嫩，豆浆醇香，鸡汤美味。

（五）主治

滋阴健脾、血虚肝风、头晕目眩。

（六）适应范围

适用降血压、气血虚、神经衰弱等症。

第五节　天麻药膳

（一）天麻汽锅鸡

【组成】纯土鸡1只（重2000g），天麻片100g，枸杞30g，香菇50g，调料适量。

【加工方法】天麻、枸杞、香菇洗净水发，老母鸡宰杀去毛、内脏、嘴尖、爪尖，洗净；将天麻、枸杞、香菇一同发好后，一起装入鸡腹内，置入锅内隔水蒸，用蒸汽做汤最佳，蒸熟后，食鸡肉、天麻、枸杞，喝汤。

【特点】汤清味醇、营养丰富、老少皆宜。

【功效】具有补脑、醒脑、祛风之功效。

（二）天麻蒸鸡蛋

【组成】天麻粉6g，鸡蛋1个。

【加工方法】将鸡蛋一头开一小孔，灌入天麻粉，用浸湿的白纸粘贴住鸡蛋上的小孔，孔向上放入蒸笼内蒸熟，去壳食用鸡蛋和天麻粉。

【食法、食量】早晚各食服1次，10天为1疗程。停服2天再服，连服3个疗程。

【功效】对子宫脱垂有一定的辅助治疗作用。

（三）天麻炖鲤鱼

【组成】天麻25g，川芎、茯苓各10g，鲜鲤鱼1250g（每条重500g以上）调料适量。

【加工方法】将鱼去鳞、内脏，并从背部切开，砍成3～4段，削3～5刀，分成8份盛于碗内。将川芎、茯苓切成大片，与天麻同放入第2次米泔水中约4～6小时，捞出天麻放在米饭上蒸透，成热切成薄片，与川芎、茯苓同分为8份，分夹入各份鱼块中，并分放入绍酒、姜、葱，兑上清汤，上笼蒸 30 分钟后取出，拣去葱、姜，翻扣于碗中。再将原汤倒入勺内，调入白糖、食盐、味精、胡椒粉、麻油、湿淀粉、清汤各适量，烧沸，去掉浮沫，浇在各份鱼上。

【食法、食量】每天服 2 次，每次服 1 份。

【功效】平肝息风，滋养安神。适用于肝风眩晕头痛、顽固性偏头痛、肢体麻木，及神经衰弱、高血压、头昏、头痛、失眠等症。

【出处】《中国药膳学》。

（四）天麻、枸杞煮猪脑子

【组成】天麻片 25g，枸杞子 15g，猪脑子 2 副。

【加工方法】天麻片、枸杞子加水文火煎 1 小时，放入洗净的猪脑子煮熟后食用。

【功效】对脑震荡后遗症所导致的头昏头痛有一定的辅助治疗作用。

（五）天麻鹿角胶乌鸡火锅

【组成】天麻片 100g、鹿角胶 50g，何首乌 15g，乌鸡 2 只（重 2500g），猪里脊肉、鹅肝、大白菜、鲜竹笋、葱白段各 200g，生姜片 15g，精盐、料酒、猪油、鸡精、花生油各适量。

【加工方法】将竹笋、大白菜改刀成片，分别装盘备用。乌鸡宰杀后，烫去毛、爪尖、嘴尖，去净内脏等清洗干净，剁成 6～7cm 见方的鸡块，投入沸水中汆一下后，捞出沥干浮水，装盘待用。火锅内放鲜汤、乌鸡块、生姜片、料酒、天麻片、鹿角胶、何首乌片，炖至九成熟，加精盐、鸡精、猪油、花生油，煮熟后即可食用。

【特点】浓香味美，口感好。具有强肾益精，活血调经，平肝熄风等功效。

【功效】乌鸡具有调理阴阳、强肾益精等功效。鹿角胶性味甘、咸、温，具有补血、益精的功效。二者与天麻合用，可补血养血、滋阴益肝、强肾益精、补精添髓，治疗高血压和头痛目眩等症。

【注意事项】乌鸡块应投沸水中余一下，去掉血污和异味。

（六）天麻陈皮粥

【组成】天麻10g，陈皮10～15g，粟米50～100g。

【加工方法】天麻、陈皮先煎，取汁去渣，再加入粟米煮成稀粥。每日1剂。

【功效】主治阴闭引起的中风。

【出处】《药粥治百病》。

（七）天麻煮鸡蛋

【组成】天麻片30g，鸡蛋3个，水1000g。

【加工方法】先将天麻片放锅内加水煮30分钟，打入鸡蛋煮熟后即可食用。

【特点】清汤爽口，食用方便。

【功效】具有治疗头痛、目眩的功效。

（八）天麻炖甲鱼

【组成】甲鱼1只（约450g），天麻片15g，调料适量。

【加工方法】用沸水将甲鱼稍烫一下后，刮去表面泥膜，挖净体内黄油。用甲鱼胆在甲鱼壳背上涂1周，腹盖向上置于容器中，再将天麻片、葱、姜覆盖其上，加黄酒适量后，容器加盖，隔水炖1.5～2小时。

【食法、食量】食时，根据食者的喜好，用麻油或调制蒜泥等调味汁水，蘸食新炖熟的天麻及甲鱼，并喝汤。

【功效】滋养肝肾，平肝潜阳，活血散瘀。

【适应范围】适用高血压、肝炎等症。

【出处】《膳食保健》。

（九）天麻肉片汤

【组成】天麻、猪肉适量。

【加工方法】天麻浸软切片待用。肉片做汤,加入天麻片 3 ～ 6g 共煮。

【食法、食量】药、肉、汤俱食,宜常服。

【功效】滋阴潜阳,平肝熄风。

【适用范围】适用于肝阳上亢或风痰上扰之眩晕、头痛等症,现多用于高血压、耳源性眩晕等。

【出处】《中国药膳学》。

(十)天麻钩藤汤冲藕粉

【组成】天麻 9g,钩藤 12g,石决明 15g,藕粉 20g,白糖适量。

【加工方法】将天麻、钩藤、石决明用干净的白布(或纱布)包好,放入适量清水煎煮后去渣,然后用热汤冲熟藕粉。

【食法、食量】在冲熟的藕粉中调入适量白糖顿服。日服 1 剂,连服 4 ～ 5 天。

【功能】平肝潜阳,滋肾养肝。

【适应范围】用于肝风眩晕者。

【出处】《疾病的食疗与验方》。

(十一)天麻蒸羊脑子

【组成】天麻片 50g,洗净的羊脑子 2 副。

【加工方法】将天麻、羊脑子同放入瓷盆内,加入适量水,隔水蒸熟后食用。

【功效】具有祛风开窍、通脉活血、镇静、滋补等功效。适用于治疗肝虚型高血压、动脉硬化、美尼尔综合征、神经衰弱、头晕眼花及脑血管意外导致的半身不遂等症。

(十二)鲜天麻蒸猪肉

【组成】鲜天麻 100g,瘦猪肉 1000g。

【加工方法】鲜天麻洗净切片,瘦猪肉切 5 ～ 6cm 见方的块放入大碗中,上笼蒸 1 小时后食用。

【功效】对美尼尔综合征有缓解作用。

（十三）天麻、枸杞煮猪脑子

【组成】天麻片 25g，枸杞子 15g，猪脑子 2 副。

【加工方法】天麻片、枸杞子加水文火煎 1 小时，放入洗净的猪脑子煮熟后食用。

【功效】对脑震荡后遗症所导致的头昏头痛有一定的辅助治疗作用。

（十四）天麻煮鸡

【组成】鸡 1 只（1000 ～ 2000g），鲜天麻 500 ～ 1000g，白糖，盐，味精适量。

【加工方法】去内脏的干净鸡切或块状，鲜天麻切成片状（1cm 厚），用高压锅煮，鸡肉熟时，加少许味精，即可食用，美味可口。

【功效】增智、明目、健脑、安神。

【出处】《经验方》。

（十五）天麻鳝鱼火锅

【组成】天麻片 20g，鳝鱼 1500g，猪里脊肉、玉兰片、菠菜各 150g，猪心、葱白段、藕、平菇各 100g，精盐 10g，姜末 20g，味精 3g，熟猪油 50g，胡椒粉 2g，料酒 15g，鲜汤 2000g。

【加工方法】将天麻洗净，加入蒸笼屉中蒸熟；鳝鱼宰杀后，从背部剖开，剔去骨及肚肠，剁去头、尾，切成 6 ～ 8cm 长的小段；猪里脊肉按肌肉纤维纹路，斜切成大而薄的片；撒上一层极薄的水淀粉；猪心入水中汆一下，捞出切成薄片；藕刮去粗皮，切片；平菇洗净，撕成小朵，沥去浮水。以上原料分别装盘，围在火锅四周待用。炒锅置火上，下油烧至四成热，下姜末炒香，加鲜汤烧开，打去浮沫，加入天麻片和蒸天麻的原汁，下料酒和精盐、胡椒粉、味精等，舀入火锅中，上火烧开即可烫食。既可直接食用，又可取香油、精盐、味精、醋制成调味盘，每人 1 盘，蘸食。

【特点】汤浓鲜美，鳝鱼滑嫩，具有祛风活血、壮阳强筋、补身健体的功效。

【功效】鳝鱼性味甘、温，入肝、脾、肾经，有补虚损、除风湿、强筋骨之功效。与天麻合用适用于气血虚弱、头昏乏力、气血受阻的腰腿疼痛以及风湿顽症等。

【注意事项】死鳝鱼不可食用，因其体内已有大量组胺，食用后易中毒；活杀鳝鱼，以不去鳝鱼血为佳。

（十六）天麻枸杞鲫鱼火锅

【组成】天麻片50g，枸杞子15g，活鲫鱼2条（重1000g），瘦猪肉、豆腐、丝瓜、小白菜、猪油各150g，香油、料酒、精盐、葱白段各15g，生姜35g，味精5g，清汤2000g。

【加工方法】活鲫鱼宰杀后，剖腹去掉内脏，挖去腮，刮去鳞，切成5cm见方和0.3cm厚的鱼片（鱼刺去掉不用）；瘦猪肉洗净沥去浮水切成片；豆腐切块；天麻、枸杞子洗净，用温水泡发待用；丝瓜刮去皮，切开二分为四，切节；小白菜择洗干净理顺好。以上原料分别装盘，围在火锅四周待用。火锅放在旺火上，锅内放入猪油，烧至七成热时再放入姜片、葱白段、料酒炒香，加入清汤煮开后，加入天麻片和枸杞子，继续煮5分钟，再加入精盐、香油后倒入火锅中，点火烧开后，添加备用的原料，烫食即可。另配姜末、醋、香油放置入小盘，每人1盘，以便于蘸食用。

【特点】汤汁清白，味道鲜美，具有温中益气、健胃利湿等功效。

【功效】枸杞子性味甘、平、归肝、肾经，与天麻、鲫鱼合用，具有滋阴补血、益肝明目、补虚痨、强筋骨、健脾胃等功效；可治疗不思饮食、气血不足、精神不振、头痛眩晕等症。

【注意事项】配料可根据每个人的实际爱好和食量灵活搭配或增减。

（十七）天麻排骨火锅

【组成】天麻、薏苡仁、草果、莲子、猪油各 50g，排骨 750g。猪肉、冬瓜各 500g，菜花 250g，鲜黄花菜、小白菜、花生油各 100g，冰糖 20g。姜末 35g，料酒 30g，猪肉汤 3000g。

【加工方法】

1、干天麻用温水提前 12 小时泡发，切成薄片；草果去了子留果皮；薏苡仁洗净去杂质；莲子温水泡发去心；猪排骨洗净沥去水，用砍刀剁成 6 ～ 8cm 的小段，入开水锅中余一下，捞出沥去水；猪肉用片刀切成厚 0.3cm、长 6 ～ 8cm、宽 4 ～ 6cm 的薄片；冬瓜去皮和瓜瓤，切成薄片，菜花切成小朵；黄花菜去芯和蒂，用开水焯一下；小白菜洗净，以上原料除药物和猪排骨外，均装盘待用。

2、炒锅置火上，放花生油烧热，下姜末炒几下，放入猪排骨炒至白色，加入猪板油、冰糖、精盐、料酒，炒匀，加入猪肉汤烧开锅，打尽浮沫，倒入火锅中，加入药物煮 15 分钟后，即可食用。亦可用香油、味精、精盐配制成调味盘，每人 1 盘，蘸食或饮汤。

【特点】排骨鲜香、风味独特，汤汁醇浓，美味可口。具有治疗眩晕、头痛、小儿惊厥、风湿腰腿痛、口眼歪斜、四肢麻木、健脾行气、消食平胃之功效。

【功效】天麻有平肝、益气、熄风、定惊、止痛、行气、活血等功效，可治疗高血压、眩晕、头痛、小儿惊厥、风湿腰腿痛、口眼歪斜、四肢痉挛、肢体麻木等症。草果性味辛、温，入脾、胃经，具有燥湿去痰、祛寒止痛、消食化积等功效。猪排骨性味甘、平，具有补阴益髓等功效。薏苡仁性味甘、淡、微寒，具有健脾利湿等功效，可治疗肺脓疡、阑尾炎、慢性肠炎、腹泻、四肢酸痛、白带过多、胃癌、子宫癌、绒毛膜上皮癌等症。天麻、草果、薏苡仁、猪排骨四者与莲子合用，重在健脾燥湿、行气止痛、消食平胃，适用于虚寒、饮食停滞、食欲不振、手足发冷等症。

【注意小项】猪排骨要选用肉厚整齐的肋排，但不宜太肥；在烫食过程中应注意上下翻动，以免粘锅。如上焦热盛、口舌生疮者慎用。

（十八）天麻羊肉火锅

【组成】天麻片、当党参（纱布包）、黄芪片（纱布包）各 50g，胡萝卜、黄瓜、鸡腿菇、白萝卜、鸡血各 200g，肉食鸡脯肉、鲜竹笋各 300g，葱白段、料酒各 100g，羊肉750g，生姜片 15g，胡椒粉 3g，大茴香 2 粒，丁香 5 粒，砂仁 2 粒，高汤、鸡精、精盐、香辣酱、花生油、鸡油各适量。

【加工方法】先将天麻片、党参、黄芪片洗净泡软，放入锅中，加入高汤、生姜片、砂仁、大茴香、胡椒粉烧沸待用。羊肉、肉鸡脯肉分别切成薄片装盘；白萝卜、胡萝卜、洗净切去两端，改刀成厚片装盘；黄瓜洗净，切去两头，改刀成条装盘；鲜竹笋洗净，改刀成条装盘。将烧沸的药汤倒入火锅中上火烧热，加鸡油、花生油、精盐、葱白段、鸡精烧沸，加入上述加工好的组成煮后，即可食用。

【特点】醇香味美、汤浓可口，是冬季酒宴上的佳肴。具有治疗头痛晕眩、气血虚弱等功效。

【功效】羊肉性味甘、温，具有益气补虚、温中暖下的功效；党参味甘，性微温，具有补中益气、健脾胃等功效。羊肉、党参与天麻、黄芪四者合用，可治疗气血虚弱、营养不良、贫血、低热多汗、手足冷麻、头痛晕眩等症。

【注意事项】感冒发烧患者慎用。

（十九）天麻鹌鹑火锅

【组成】鲜天麻、赤小豆、猪肝、豆腐各100g，鹌鹑 10 只，猪肚肉、鸡脯肉、葱白段、油菜、土豆各 200g，料酒 30g，精盐 10g，鸡精 5g，老汤 3000g。

【加工方法】天麻洗净切片，赤小豆拣去杂质洗净，沥干浮水；鹌鹑宰杀后去毛、头、爪，剖腹去净内脏，洗净；土豆、猪肚、鸡脯肉洗净切片；豆腐水中汆一下，切片；土豆去皮，洗净切成片。以上组成加工好后，分别装盘于火锅周围待用。高压锅放置在火上，锅内倒入老汤，加入天麻、赤小豆、鹌鹑、料酒、精盐、烧开加阀压 10 分钟，停火降温后，倒入火锅中。点火烧开，打去浮沫，加入味精，便可烫食其他组成。亦可用香油、精盐、味精、蒜泥拌成调味盘，每人一盘，蘸食。

【特点】汤浓鲜香，美味可口，具有补气血、利水消肿等功效。

【功效】赤小豆性味甘、酸、平。归心、小肠经，具有利水除湿、利血排脓、消肿解毒之功效。鹌鹑性味甘、平，可治疳去积、补中益气。赤小豆、鹌鹑与天麻合用，适用于气血两虚、水肿、脚气、泻痢和小儿疳积等症。

【注意事项】选用新鲜赤小豆，效果更好。鹌鹑烫食时注意翻动，以免粘锅。天麻鹌鹑火锅适宜夏季食用。

（二十）天麻蛇鸭火锅

【组成】鲜天麻 100g，乌梢蛇 1 条（重量在 1000g 左右），鸭子 1 凤重量在 2500g 左右，香菇、火腿肉各 250g，鲜竹笋、水萝卜、猪油各 200g，鸡精、陈皮丝、柠檬叶各 5g，生姜片 15g，精盐 10g，酱油 9g，胡椒粉 3g，料酒 50g，鲜汤 3500g。

【加工方法】将乌梢蛇宰杀后，剥去皮，剖腹去掉内脏（蛇胆另作他用）剁去头、尾，将蛇身剁成 4cm 的小段；鸭子宰杀后，烫去毛，剁去足爪、头，剖腹去掉内脏，剁成 4cm 见方的小块；香菇洗净去蒂，撕成小块；火腿肉切片；天麻洗净切成薄片；水萝卜去皮洗净，切片。以上组成加工好后，分别装盘待用。炒锅放置在火上，锅内加入猪油炒热后，放入鸭子肉块炸一下，捞出，再下乌梢蛇肉翻炒几下后，倒入鲜汤，烧开后，加入天麻片、生姜片、胡椒粉、料酒，用大火烧开，打去浮沫，舀入火锅中，加精盐、鸡精、酱油烧开后便可烫食其他组成

【特点】汤汁味醇，肉鲜可口，具有益肝健脑、除湿祛毒等功效。

【功效】乌梢蛇肉性味甘、平，无毒，具有清热祛燥、祛风止痛、定惊等功效，可治疗顽痹、诸风、皮肤不仁、风瘾瘙痒、疥癣、皮肤生癞、眉毛胡须脱落等症；鸭肉性味甘、寒，有微毒，具有补虚、除热、调和脏腑、通利水道、定小儿抽风、解丹毒、止热痢、生肌敛疮等功效。乌梢蛇、鸭子与天麻合用，具有祛风除湿、强筋壮骨、活络血脉、止诸痛等功效，适用于风温痹痛、中风后遗症、半身不遂、手足拘挛等症。对各种癌症均有一定的辅助治疗作用。

【注意事项】调料中再加入香菜，可减少异味。

（二十一）天麻竹沥粥

【组成】天麻 10g，粳米 100g，竹沥 30g，白糖适量。

【加工方法】将天麻浸软，切成薄片，与粳米加水煮粥，调入竹沥、白糖即成。

【食法、食量】粥及天麻片在 1 天内分 2 次服用。

【功效】平肝熄风，清热化痰。

【适应范围】适用于肝风痰热癫痫症（发作前常觉眩晕头痛、胸闷乏力，心烦易怒，发作时突然昏仆、神志不清、抽搐吐涎，移时渐苏，醒后一如常人）。

（二十二）天麻桑果粥

【组成】天麻 10g，桑葚子 15g，菊花 10g，粟米 100g。

【加工方法】先煎天麻、桑葚子，后人菊花，取汁去渣，

入粟米煮粥。

【食法、食量】每日服 1 剂，分 2 次服。

【功效】主治肝肾阴虚引起的中风。证见平素头痛，目眩耳鸣，突然半身不遂或口眼歪斜。

（二十三）天麻大枣粳米粥

【组成】鲜天麻片、冰糖粉面各 40g，粳米 200g，大枣 14 枚，饮用水适量。

【加工方法】将粳米、天麻片、大枣洗净，放入锅内，加水适量，将锅放置在旺火上烧开后，再用文火煎熬至米烂成粥。打开锅盖加入冰糖粉面，搅拌均匀，盛入碗内食用即可。

【特点】香甜可口，风味独特。

【功效分析】大枣性味甘、温，具有补脾益气、养心安神等功效。冰糖性味甘、寒、无毒，具有润心肺、大小肠燥热、解酒毒等功效。大枣、冰糖、天麻、粳米合用，具有补脾益气、养心安神、清热解毒、祛风、镇静等功效，可治疗脾虚腹泻、眩晕、失眠、肠胃燥热等症状。

【注意事项】脾胃虚寒患者慎用。

（二十四）天麻人参枸杞炖鸡

【组成】天麻片 100g，人参 20g，枸杞子 30g，香菇 50g，老母鸡 1 只（重 2000g）。

【加工方法】天麻、人参、枸杞子、香菇洗净水发，老母鸡宰杀去毛、内脏、嘴尖、爪尖，洗净；将天麻、人参、枸杞子、香菇一同发好后，一起装入鸡腹内，置入高压锅，炖熟后，食鸡肉、天麻、人参、枸杞子，喝汤。

【功效】具有平肝熄风、祛风止痛、大补元气、滋补肝肾、益精明目、强身健体、抗严寒等功效。

（二十五）天麻陈皮炖猪脑

【组成】天麻 10g，陈皮 10g，猪脑 1 个。

【加工方法】将猪脑、陈皮和天麻同置于容器内，加清水适量，隔水炖熟。

【食法、食量】服用猪脑和汤。常服。

【功效】化痰降逆，平肝潜阳。

【适用范围】用于痰浊中阻、眩晕头重、头痛、胸闷食少、困倦多寐、肝阳上亢、眩晕耳鸣、头痛头胀、急躁易怒、少寐多梦等症。

（二十六）天麻冬菇炖鲤鱼

【组成】天麻、冬菇各 15g，茯苓 9g，川芎 3g，活鲤鱼 1 条（重 1000g），葱白段 100g，火腿肉 250g，奶汁 150g，姜、独头蒜、料酒、精盐、味精、胡椒粉各适量。

【加工方法】选个大饱满的天麻，刷洗干净备用；选上好的连皮茯苓洗净，上笼蒸透，切成 0.6cm 厚的片备用；选个大无虫的川芎，加水泡胀，切成 0.3cm 厚的片，晾干备用。将浸泡过的天麻放入大米饭锅内蒸透，让其充分吸收米饭的精华，蒸软后趁热取出，切成透明薄片，晾干备用。将鲤鱼去鳞、鳃，剖开鱼腹，掏除内脏，用温水在鱼腹内温浸 10 分钟，然后刮去鱼腹黑膜，冲洗干净，用刀将鱼头劈开，但不要劈断，要求鱼头两半相连。再将鲤鱼横放在案板上，在鱼身两侧由鳃后 5cm 处，斜刀平放划片 4～5 片，用手抹上少许精盐、胡椒粉备用。冬菇洗净，水发，择去老柄蒂，切成薄片备用。火腿肉切成薄片备用。取炮制好的天麻薄片 2 片，放入劈开的鱼头内，合上鱼头。鱼身上两侧 1 刀口内放入天麻 1 片，其余天麻放入鱼的腹腔内。将装好的天麻鲤鱼放入一个大罐内加入少量奶汁（以淹没鱼身一半为度），再将火腿片、冬菇片、姜块、独头蒜、葱白段放在鱼体两侧，加入料酒、精盐等，用一张浸湿的大棉纸封严罐口，沸水旺火上笼蒸 30 分钟取出，去棉纸、姜块不用，加入味精、胡椒粉即可食用。

【特点】汤鲜味美。

【功效分析】天麻冬菇炖鲤鱼对神经衰弱、失眠健忘、头风头痛、目眩眼黑、风湿病、关节炎、类风湿、筋骨疼痛、冠心病、高血压、动脉硬化、中风后遗症、半身不遂、四肢麻木、语言不清、癫痫、肝炎等均有良好的食疗效果。

（二十七）天麻鱼鳔汤

【组成】天麻片 9g，鳊鱼鳔 6 个，防风 9g。

【加工方法】天麻、鱼鳔、防风加水煎汤当茶饮用。

【功效】对中风患者有一定的辅助治疗作用。

（二十八）天麻石决明猪脑汤

【组成】猪脑 1 个，天麻 10g，石决明 15g。

【加工方法】将天麻、猪脑、石决明同时放入锅中，加水适量，以文火炖 1 小时，成羹汤。

【食法、食量】去掉汤中天麻、石决明后，其余部分分为 2～3 份，食脑喝汤。常服。

【功效】平肝潜阳。

【适应范围】用于肝阳头痛、头晕长痛、心烦易怒、睡眠不宁等症。

（二十九）天麻焖鸡块

【组成】母鸡 1 只（重约 1500g），天麻 15g，水发香菇 50g，鸡汤 500g，调料适量。

【加工方法】将天麻洗净切片，放入碗中，上笼蒸 10 分钟取出。鸡去骨切成小块，用油余一下，捞出。葱、姜用油煸出味，加入鸡汤和调料，倒入鸡块，用文火焖 40 分钟，加入天麻片，再焖 5 分钟，勾芡，淋上鸡油。

【食法、食量】佐餐或单食均可。

【功效】平肝熄风，养血安神。

【适应范围】用于肝阳上亢之眩晕头痛，风湿痹之肢体麻木、酸痛，中风瘫痪，神经性偏头痛，神经衰弱之头昏、头痛、失眠等症。

【出处】《滋补保健药膳食法》。

（三十）天麻钩藤白蜜饮

【组成】天麻 20g，钩藤 30g，全蝎 10g，白蜜适量。

【加工方法】将天麻、全蝎放入 500ml 水中煎煮后，取 300ml 加入钩藤煮 10 分钟，去掉天麻、全蝎、钩藤，在汤中加入白蜜混匀备服。

【食法、食量】每次 100ml，每天 3 次。

【功效】息风止疼，通络止痛。

【适应范围】适用于风中经络、半身不遂、口眼歪斜、舌强语塞、头痛目眩等症。

【出处】《常见病的食疗方法》。

（以上天麻药膳由《中国天麻博物馆》提供）

第六章 天麻文化学的学科鉴识

鉴识，是一个汉语词汇。首先释义：亦作鉴识。其次释义：审察辨识的能力。在天麻文化学中，释义，主要用于对天麻、地理学、形态学的识别。在对天麻种质、资讯进行现场取证，鉴定天麻的地域性，是一种认知行为。利用所有已知的或未知的学科、资讯渠道来认证天麻形态的地域种质和产业信息的真伪，不论这个渠道是实体的还是虚拟的。

第一节 天麻名称

天麻，古之为神草，意之为仙根。民间便有了"天麻天麻，天生之麻，神仙播种，凡人采挖"之说。

从医学药典的名称上讲，《中华人民共和国药典》中载：天麻，汉语拼音 Tianma，药材拉丁名 RHIZO-MAGASTRODIAE(意即天麻块茎)。在来源上，2015 年《中华人民共和国药典》规定天麻 (Tianma GASTRODIAE RHIZOMA) 本品为兰科，天麻（Gastrodia elata B1.）植株可达 2m 以上；块茎状，椭圆形至近哑铃形，肉质，茎直立。立冬后至次年清明前采挖，立即洗净，蒸透，敞开低温干燥。

天麻，又名神草、仙仙根、定风草、离合草、仙人脚、鬼督邮、还筒子、赤箭、离母、独摇芝、鬼箭杆、盗人脚、山萝卜、水洋芋等，其地下球茎是我国名贵的传统中药。现代有关植物分类学中，天麻(Gastrodia) 在兰科（Orchidaceae）中属于树兰亚科（Epidendroideae）天麻族（Gastrodieas）天麻亚族(Gastrodinae)。到目前为止，全世界已发现该属植物约有 40 余种。天麻无根、无绿叶片，不能进行光合作用而行自养生活。天麻由地下块茎，地上薹秆、花、果实和种子组成。天麻栽培的第一步是培育出一定数量的优质蜜环菌材，第二步才是引购天麻种。并及时与蜜环菌材伴栽。

从民族语言学系统上讲，在昭通彝族集团所使用的彝语"ꀉ"（天麻），音标：【bbup shy】，就是从彝语"ꀉꁨꄿ"（天马）；音标：【sy mu vox jji qip】一词演变而来的。今天，在小草坝一带还流传着《天麻与天马》的传说。

第二节　天麻分类

天麻属植物约 25 个种。我国野生天麻有 4～5 个生态型，其遗传基因均不稳定。不但其生活习性有差异，其形态特征也不同。

周铉等根据天麻花的颜色、花茎的颜色、块茎的形状、块茎含水量不同的特点，主要分为四个变种（变型）即：红天麻 (Gastrodiaa elata BI.F.elata BI)、黄天麻 (G.elata BI.F.flavida S.Chow)、乌天麻 (G.elata BI.F.glauca S.Chow)、绿天麻 (G.elata BI.F.viridis MaK)。

（一）红天麻

红天麻 (Gastrodiaa elata BI.F.elata BI)，也称红秆天麻。植株较细，出土时芽苞鳞片橙红色，花茎橙红色，花冠橙黄色。块茎肥大，成品率高。种子发芽率高，无性繁殖系数大，产量高，块茎含水量大，一般 5～5.5 千克折干 1 千克，为目前主要栽培品种红天麻，主要分布在我国长江流域诸省、东北、西南及日本、朝鲜、俄罗斯等国家。红天麻是陕南、豫西、川北、湖北等地主要野生和栽培种，分布在海拔 800～1500m 的地区。

（二）黄天麻

黄天麻 (G.elata BI.F.flavida S.Chow)，也叫黄秆天麻。植株矮小瘦弱，出土早，出土时芽苞鳞片橙红色，花茎黄色或淡褐色，花冠米黄色，多分布在荒草坡上。块茎细小，分生能力差，多单个生长。白花天麻：花茎矮而细，花数少，花冠为白色，块茎小，分生能力差。

主要分布在贵州、四川、吉林等省。

（三）乌天麻

乌天麻 (G.elata BI.F.glauca S.Chow)，也叫铁秆天麻。植株高大肥壮，最高可达 160cm 以上，出土时芽苞鳞片黑褐色，花茎灰棕色或绿褐色，花冠蓝绿色。块茎肥大，繁殖率及种子发芽率都不及红秆天麻，产量也较低。含水量低，一般 3～3.5 千克可折干 1 千克，商品坚实，质量好。但分生能力差，出土开花均较晚，多作种用。

乌天麻，主要分布在云南东北部 (昭通市)、贵州、四川、东北吉林长白山等地。南方乌天麻主要分布在海拔 1500m 以上的高寒山区。

（四）绿天麻

绿天麻 (G.elata BI.F.viridis MaK)，也叫绿秆天麻、青天麻。植株高大、肥壮，出土时芽苞鳞片蓝绿色，花茎蓝绿色或淡绿色，花冠青绿色。块茎肥大，种子发芽率高，繁殖率及产量也高。含水量介于红秆与乌秆之间，一般 4kg～1kg，是栽培的珍稀优良品种。

主要分布在我国的西南及东北地区，是一种较为稀有的天麻。

第三节　天麻分布

（一）世界天麻的分布

从天麻的世界分布上看，全世界已发现该属植物约有 40 余种，分布于热带、亚热带、温带及寒温带的山地。东起新西兰、新喀里多尼亚岛，西至马达加斯加；南由澳大利亚、新西兰，北抵中国的东北、俄罗斯远东地区。主要包括中国、印度、泰国、不丹、尼泊尔、锡金、日本、斯里兰卡、马达加斯加、澳大利亚、新西兰及日本的琉球群岛、小笠原群岛和加里曼丹岛、新几内亚岛、马来西亚的马来半岛、新喀里多尼亚岛，以及朝鲜、菲律宾、俄罗斯远东的阿穆尔州、沿海边疆区，千岛群岛等地区。非洲大陆和欧洲、美洲未发现本属植物。

（二）中国天麻的分布

中国是世界上野生天麻分布的主要国家之一，南起滇中山区，北至黑龙江省的尚志、林口等县，东起台湾地区的兰屿岛及黑龙江省的东宁等县，西至西藏的错那等地。在北纬 22°～46°、东经 91°～132°范围内的一些山区、潮湿的林地为野生天麻分布区，主产于云南、四川、陕西、安徽、河南、辽宁、吉林、湖北、湖南、贵州、甘肃、西藏及台湾等地。目前，云南的昭通、陕西的汉中、湖北的恩施、四川的（川西、川北）、贵州的（毕节、凯里）、吉林等省的天麻并列为全国六大著名天麻产地。

2004 年，云南昭通获得了中华人民共和国地理标志保护产品专用标志。2012 年，昭通彝良县获国家认监委"有机天麻"认证，成为全国唯一的有机天麻种植示范县。

（三）昭通天麻的分布

昭通市是全国六大天麻主产区之一，产量约占全国四分之一，是中国乌天麻之乡。主要分布在彝良、镇雄、威信、昭阳、盐津、大关、永善、绥江县等县区海拔 1400 ～ 2800m 的冷凉山区。昭通天麻主要以乌天麻为主，其次为绿天麻。

（四）天麻四种变型的地理分布

天麻分布于热带、亚热带、温带及寒温带的山地。在中国 23 个省、4 个直辖市、2 个特别行政区、5 个自治区中，除海南省以外均有栽培。在栽培过程中天麻品种产生了种质变异，栽培中可以看到花的颜色、花茎的颜色、块茎的形状、块茎含水量不同的天麻。根据这些特点，天麻有四种变型。

1.红天麻、黄天麻、乌天麻、绿天麻，四种变型在世界的分布：

红天麻：主要分布于中国、日本、朝鲜、俄罗斯（贝加尔湖、远东）、印度、不丹、尼泊尔、锡金等国。

黄天麻：仅分布于中国。

乌天麻：仅分布于中国。

绿天麻：主要分布于中国、朝鲜、日本。

2.红天麻、黄天麻、乌天麻、绿天麻，四种变型在中国的分布：

红天麻：主要分布于黑龙江、吉林、辽宁、云南、贵州、四川、西藏、广西、湖南、湖北、河南等省。

黄天麻：主要分布于云南省。

乌天麻：主要分布于云南、贵州、四川、陕西、湖北等省。

绿天麻：主要分布于云南、贵州、湖北等省。

3.红天麻、黄天麻、乌天麻、绿天麻，四种变型在昭通等地的分布：

黄天麻：主要分布于昭通。

乌天麻：主要分布于昭通、丽江、怒江、迪庆。

红天麻：主要分布于大理。

绿天麻：主要分布于昭通。

第四节　天麻的栽培

　　从 20 世纪 60 年代末期开始，在中国科学院昆明植物研究所周铉、刘芳媛等专家的帮助下，小草坝天麻的生物学、生态学研究不断开展，其神秘面纱也渐渐地被揭开。

　　周铉于 1966 年至 1979 年在彝良小草坝进行天麻无性、有性繁殖实验并获得成功，从此改写了天麻只能野生不能种植的历史，也因此被当地麻农称为中国天麻有性繁殖法的创始人。1968 年秋，萌发菌和蜜环菌技术研发取得了历史性突破，彻底解决了传统种植产量受限的局面，为规模化种植提供了条件。1970 年，周铉在朝天马林区建立了天麻试验点，从当年进行的种子播种至今已全部进入第三代生长。天麻从种子播种到种子成熟需要三年，播种后两年多即可开始收获部分商品麻，三年多可以大面积的收获商品麻。

　　此后，云南农业大学王德信、肖凤回、文国松又以小草坝天麻为样品，对天麻进行了分子生物学研究。

　　天麻栽培方法，可分为有性繁殖法和无性繁殖法。

一　有性繁殖法

　　利用天麻的种子繁衍后代的方法，就叫有性繁殖法。天麻通过无性繁殖数代以后，品种退化，繁殖系数逐年降低，产量逐年减少。通过有性繁殖可以防止种质退化，进行品种改良和培育新品种、扩大种源、提高产量。所以，有性繁殖是进行定向培育良种，提高天麻产量、质量的关键性措施。用此方法培育良种需 1 年半左右，培育商品麻需两年半左右。

（一）菌床接菌播种（又称固定菌床播种法）

菌床培养：种植当年 2 ～ 4 月，挖长 60 ～ 80cm、宽 40 ～ 50cm、深 20 ～ 30cm 的种植穴，穴底土壤干燥时需浇水，使土壤湿润；按菌材断面间距 2 厘米～ 3 厘米、节段间距 4 ～ 5cm 摆三行，每行 5 ～ 10 列，所有菌材与坡面呈一平面排列；菌材和底土间不留空隙。菌材两端接种蜜环菌栽培种（每塘菌种量为 1 瓶，500ml/ 瓶）。覆盖栽培土，厚约 5cm。

1. 拌种。将萌发菌用手撕成片状，放入拌种容器内，将天麻种籽均匀撒播在萌发菌叶片上拌匀（每穴需用天麻蒴果约 6 粒拌 1 袋萌发菌），使菌片均匀地粘上天麻种籽。

2. 播种。播种时挖开菌床，取出菌棒，耙平穴底，先铺一薄层树叶，然后将拌好种子的菌叶分为两份，一份撒在底层，按原样摆好下层菌棒，棒间留 3 ～ 4cm 的距离，盖土至棒平，再铺树叶后将另一份拌种菌叶撒播在上层，放蜜环菌棒后覆土地厚 10cm 左右，穴顶盖一层树叶保湿。

（二）菌枝伴菌播种

由于将天麻种子、萌发菌、蜜环菌菌枝、木段一齐播下，故又有人称"四下池"（"四下窝"）播种法。利用蜜环菌菌枝伴萌发菌播种技术，与菌床接菌播种法基本相同，但不必预先培养菌材和菌床，完全用新鲜木段，加蜜环菌菌枝，或将提前砍下的干木段，两侧每隔 3 ～ 4cm 砍鱼鳞口，用清水浸泡 24 小时。播种时新挖播种穴，铺一薄层泡透的树叶后，撒上拌有种子和萌发菌的树叶，再摆新棒 3 ～ 5 根，两棒相距 3cm 左右，鱼鳞口在两侧，将预先培养好的蜜环菌菌枝由培养瓶中掏出，在木棒的鱼鳞口处和棒头旁放 5 ～ 10 根小菌枝，在两木棒之间多撒一些碎树枝，然后即可盖土超过木棒 1cm 厚，用同法播上层。穴顶覆土 5 ～ 6cm 厚并盖一层湿树叶或带有树叶的树枝。

（三）阳畦播种法（又称塑料薄膜覆盖阳畦播种法）

由温室培育的种子，播期在 4 ～ 5 月份，此时期，室外温度低，达不到种子发芽的最适宜温度 20 ～ 25℃，可采用塑料薄膜覆盖阳畦播种法。挖穴深 40cm，播种覆土 3 ～ 5cm，距地面还有 10cm 左右深盖一薄层树叶，穴顶盖一层塑料布，可提高地温 2 ～ 3℃，有利种子发芽和提高接蜜环菌的概率。

以小草坝天麻栽培为例，根据小草坝所处的纬度和海拔高度，天麻有性繁殖播种方法主要采用穴（坑）播。

二　无性繁殖法

天麻的无性繁殖法是以天麻的营养器官（白头麻和米麻）做种，在栽培过程中，只需增多块茎数量和重量就能达到生产目的，故也称营养繁殖法。用这种方法，繁殖周期短，见效快，当年种植当年收获。

天麻的无性繁殖法常见的有两种：固定菌床栽培法和集中连续供菌栽培法。

（一）固定菌床栽培法

菌床培菌时间：每年 7 ～ 8 月培养菌床，10 月至翌年 3 月栽培天麻。

菌床培养方法：选好场地和进行挖穴，挖穴规格宜在 70cm×50cm×20cm。中穴底铺湿树叶一层，厚约 1cm，然后顺坡摆放 5 根～ 8 根树棒，在树棒与树棒之间用土填实后，斜放 3 根～ 4 根菌枝，将蜜环菌分成小块紧贴中棒的两端和鱼鳞口处，使菌种充分接触菌棒，放菌完成后，先撒上一层湿树叶，覆土 10cm 左右。

种植方法：将预先培养好的菌床挖开，露出菌床面，菌棒不动，用刀尖在菌棒上挖孔，间距约 10cm，将良种苗放入孔里，盖土 1 ～ 2cm，再撒一层树叶，厚约 1cm，用树叶将良种苗成八字形围住，盖土 10 ～ 20cm 厚，穴顶成龟背状，用树叶或杂草覆盖。

（二）集中连续供菌栽培法

此栽培方法是小草坝天麻栽培的一种优质高产的方法。

栽培时间：10 ～ 12 月。

种植方法：实行林麻间种植，挖穴规格宜为70cm×50cm×20cm，穴底土壤挖松约 10cm，将菌棒、树棒相间排列，棒间距离约 3cm，填土、半沟压实，将良种苗紧贴中菌棒两侧及两端。两侧各放 3 个，两端各放 1 个，在空隙处斜放树枝数根，用土覆盖 10 ～ 20cm。

后续管理：一是防旱防涝。二是病虫害防治。在天麻种植和生长过程中不使用化肥、农药等禁用物质。

无性繁殖同有性繁殖一样，主要采用穴（坑）播种。

三　天麻生活史

在天麻生活史中，萌发菌和蜜环菌起到了至关重要的作用。可以说，萌发菌和蜜环菌是天麻生长发育不可缺少的物质基础，天麻产量的高低、品质的优劣与萌发菌和蜜环菌的菌种密切相关。昭通小草坝天麻品质优良，与当地特有的萌发菌和蜜环菌是分不开的。

天麻与萌发菌的关系：天麻种子极小，无胚乳和其他营养，自身不能萌发。萌发菌是种子萌发的外源营养源，在种子萌发阶段侵入种子，供给天麻种子萌发的营养，与其建立了一种共生关系。

天麻与蜜环菌的关系：广义上讲，天麻与蜜环菌的关系是共生的营养关系。蜜环菌是天麻的营养源，蜜环菌离开天麻可以独立生长，而天麻离开蜜环菌不能生长。天麻有消化蜜环菌的本领，它的皮层组织内有一层具有消化作用的细胞，叫做消化层。当蜜环菌幼嫩菌索侵入天麻表皮延伸至消化层细胞后，消化层细胞便分泌出一种酶，即溶菌酵素，将侵入的菌丝溶解而作为自己的营养消化掉。当蜜环菌营养来源不足，天麻生长减弱时，蜜环菌又可以利用天麻体内的营养供其生长。

（一）蜜环菌生活史

蜜环菌，属担子菌纲，伞菌目，白蘑科。它是广域分布的兼生性菌类营寄生与腐生生活。蜜环菌的生活史因各地气候不同而异。在小草坝朝天马林区天麻实验点验证了天麻生活史，观察了子实体的大量出现在每年十月中旬至十一月初，出现时的气候情况大多是降雨和降温后的回暖。另外有一些地方因气候炎热，气温变化不大，蜜环菌不容易形成菌索，常年以菌丝分生而存活。其实，菌索是蜜环菌适应并渡过不良环境的一种特殊结构，它是从蜜环菌长期演化过程中特化而成的。总之，蜜环菌的生活史除了上述完整的循环外，在自然生态环境中还有：菌丝→菌膜→菌索→菌丝，以及菌丝→菌丝这两种不完整的小循环存在着。必须提及，天麻与蜜环菌的生长都依赖于阔叶林，阔叶林为天麻创造了生活的环境和条件。

（二）天麻生长发育的可塑性

天麻由于在其演化进程中生活方式的改变，它从绿色的自养祖先转变为失去绿色的异养植物，导致其生长发育阶段具有很大的可塑性。

天麻科学家实验观察发现，天麻由种子到种子生长发育的全过程最短需要经历两个整年的时间。以小草坝为例，在该地区自然气候条件下，种子生长发育的过程需经历三个整年，长者可达六个整年。

天麻生长周期的可塑性，主要由营养的丰盛与否决定的。另外，气候条件的变化与胚体先天的盈弱，也是影响生长周期长短变化的因素，在这一点上，与绿色植物有着十分明显的不同。

（三）天麻科学家对天麻生活史的研究

1. 周铉对昭通乌天麻生长周期的研究。周铉于 1971 年写了《食菌植物天麻栽培探索》，对昭通乌天麻的形态与分类、生境与分布、传播与生活周期进行了详细的描述。1973 年周铉在《中草药通讯》上发表的"食菌植物天麻栽培探索"一文中，对天麻的传播与生活周期进行了简要的叙述，并提出了进一步对食菌植物天麻栽培的探索。此后，云南农业大学王德信、肖凤回、文国松，又以昭通乌天麻为材料，对天麻进行了分子生物学研究。1980 年 7 月底，周铉完成了第三代乌天麻生活史实验观察后，确定乌天麻在小草坝高寒山区自然条件下，一代生活史的完成所经历的时间为 36 个月，包含了种子萌发→原生球茎→初生球茎→次生球茎→箭麻→抽薹→开花→形成蒴果→种子成熟的全过程。并于 1981 年在"天麻生活史"一文中进行了详细的阐述。李植森等在彝良小草坝播种也证实，天麻的一个生长周期，前后虽占 4 个年头，实际只是整整 3 年的时间。

2. 徐锦堂对天麻生活史的研究。在对天麻生活史的研究中，徐锦堂发现并分离出紫萁小菇等种子萌发菌，萌发菌的分离成功，使人们充分认识了天麻由种子萌发到新的种子成熟生长变化的全过程，即天麻完成生活史的全过程是靠两种或两种以上的真菌供给营养；天麻种子萌发靠紫萁小菇等种子萌发菌供给营养，发芽后的原球茎靠同化蜜环菌才能正常生长，大量的研究从理论上阐明了天麻与真菌营养关系是一种特殊的共生关系，进一步揭开了天麻生活史的全部秘密。1987 年，徐锦堂《中国天麻栽培学》记载：有性繁殖阶段，蜜环菌对种子的萌发有明显的抑制作用，必须与紫琪小菇等萌发菌建立营养关系，种子才能获得营养而发芽。但发芽后的圆球茎进行无性繁殖，分化出营繁茎，又必须同化蜜环菌才能正常生长发育。根据这些观察，徐锦堂绘出了天麻生活史。

四　天麻科学家对天麻生活史的研究

1968 年冬，周铉在自己的盆播实验中发现了少数乌天麻种子的萌发，其后在小草坝朝天马林区实验点展开了乌天麻生活史的实验观察。期间，李植森等人在朝天马实验基地，从第一年的 8 月上旬用天麻种子播种到第二年 4 月上旬止，包括冬季休眠在内，共计 8 个半月，这是天麻的米麻时期；从第二年的 4 月中旬米麻萌动到第三年 4 月上旬止，包括冬季休眠在内，共计 12 个月，这是天麻的白头麻时期；从第四年的 4 月中旬箭麻萌动到当年 7 月下旬止，共计 3 个半月时间，这是天麻抽芽出土，开花结籽时期。天麻的一个生长周期，前后虽占 4 个年头，实际只是整整 3 年的时间。

1987 年，徐锦堂在撰写的《中国天麻栽培学》一书中记载：有性繁殖阶段，蜜环菌对种子的萌发有明显的抑制作用，必须与紫萁小菇等萌发菌建立营养关系，种子才能获得营养而发芽。但发芽后的原球茎进行无性繁殖，分化出营繁茎，又必须靠同化蜜环菌才能正常生长发育。根据这些观察，徐锦堂绘出了天麻生活史。

综上所述，从 20 世纪 60 年代末期开始，在中国科学院昆明植物研究所周铉、刘芳媛等专家的帮助下，昭通乌天麻的生物学、生态学研究不断开展，昭通乌天麻的神秘面纱渐渐被揭开。

周铉于 1971 年写了《食菌植物天麻栽培探索》，对昭通乌天麻的形态与分类、生境与分布、传播与生活周期进行了详细的描述，并在 1975 年第 5 期、6 期《中草药通讯》上发表。此后，云南农业大学王德信、肖凤回、文国松，又以昭通乌天麻为材料，对天麻进行了分子生物学研究。

五　天麻采收

人工仿野生栽培天麻，生长期为一年。即头年冬季栽培，第二年冬季采收，当年春季栽培，当年冬季已可采收，一般采收为冬季十月中旬至十月底前，过早采收天麻往往在加工商品麻时折干率降低，过迟采收则容易使种麻受冻，影响栽后产量。

无性繁殖冬栽天麻，次年深秋至初冬（即 10～11 月）或第 3 年春季采挖。春栽天麻当年冬季或次年春季采挖。有性繁殖头年 6 月播种，第二年 11 月采挖，80％为商品，20％为种麻。从 11 月上旬至翌年 4 月上旬，天麻处于休眠期。在此期间天麻都可加工成品麻出售。一般都采用边收边栽边加工，使收获和栽种紧紧相连。收获期分为冬春两季。冬收在封冻之前，春收在解冻之后萌动之前（4 月中旬）。

六　商品麻等级

据国家中医药管理局、中华人民共和国卫计委制定的药商品规格标准，商品麻干货按加工的质量规格分为五个级别：特级、一级、二级、三级、四级。

（一）特级

外观生色泽黄白色，块茎形状呈椭圆形，坚实不易折断，断面平坦呈角质半透明状。性味甘微辛，平均单体重 55g 以上，每公斤 16 个以内，无空心、霉变、虫蛀等现象。

（二）一级

外观生色泽黄白色，块茎形状呈椭圆形，麻体坚实。断面平坦呈角质状，黄白色，性味甘微辛，平均单体重 50g 以上，每公斤 20～26 个，无空心、枯炕、杂质、虫蛀、霉变。

（三）二级

块茎呈长椭圆形，稍弯曲，表明黄白或黄褐色，半透明，断面呈角质状，牙白色或棕黄色。平均单体重 40g 以上，每公斤 40～46 个，无枯炕、杂质、虫蛀、霉变。

（四）四级

每公斤 90 个以上。凡不合一、二、三等的碎块、空心及未去皮者均属此等。无芦茎、杂质、虫蛀、霉变。

七　小草坝干天麻、鲜天麻一览表

（一）小草坝干天麻分级指标

感官指标	特级	一级	二级	三级	四级
数量个/kg	≤16	≤26	≤46	≤64	＞64
质量 g/个	≥63	≥39	≥22	≥16	不做规定
形态	宽卵形、卵形，略扁；长6.50～8.50cm，宽4.00～6.00cm，厚1.50～2.00cm	宽卵形、卵形，略扁；稍弯曲，长5.50～8.00cm，宽3.50～5.00cm，厚1.20～2.00cm	卵形、椭圆形，略扁，稍弯曲，长5.00～7.50cm，宽2.50～4.00cm，厚0.80～2.00cm	卵形、椭圆形、长椭圆形，略扁，稍弯曲，长4.50～6.5cm，宽2.00～3.50cm，厚0.70～1.20cm	凡不符合特、一、二、三级的均属此级

116

续表

质地	质坚实，难折断，断面平坦半透明状，角质样，无白心，无空心。				
感官指标	**特级**	**一级**	**二级**	**三级**	**四级**
点状横环纹/条	9 ～ 13				
每条横环纹麻点个数	25 ～ 35	25 ～ 35	25 ～ 30	20 ～ 30	20 ～ 30
鹦哥嘴	完整	完整	完整	允许部分不完整	允许部分不完整
脐眼	呈"凹状圆脐形"疤痕	呈"凹状圆脐形"疤痕	呈"凹状圆脐形"疤痕	允许不呈凹状	允许不呈凹状
外观色泽	黄白、灰褐、乌褐				
气味、口感	有浓厚的马尿骚味，口感香糯回甜				
切面	多乳白色				
破皮伤痕、病斑	无	无	无	轻度	有
霉变、虫蛀	无				

（二）小草坝鲜天麻分级指标

感官指标	**特级**	**一级**	**二级**	**三级**	**四级**
数量个 /kg	≤4	≤5	≤7	≤10	> 10
质量 g/ 个	≥250	≥200	≥150	≥100	不做规定

续表

感官指标	特级	一级	二级	三级	四级
形态	粗壮、椭圆形，长 10.00～13.50cm，宽 5.50～8.00cm，厚 4.50～6.50cm	粗壮、椭圆形，长 8.50～13.00cm，宽 5.00～7.00cm，厚 4.00～6.00cm	长椭圆形，长 8.00～13.00cm，宽 4.50～6.50cm，厚 3.50～6.00cm	长椭圆形，部分弯曲，长 7.50～12.5cm，宽 3.50～6.00cm，厚 3.00～5.50cm	凡不属于特、一、二、三级的均属此级
点状横环纹 / 条	9～13				
每条横环纹麻点个数	25～35	25～35	25～30	20～30	20～30
鹦哥嘴	完整	完整	完整	允许部分不完整	允许部分不完整
脐眼	呈"凹状圆脐形"疤痕	呈"凹状圆脐形"疤痕	呈"凹状圆脐形"疤痕	允许不呈凹状	允许不呈凹状
外观色泽	黄白				
气味、口感	有浓厚的马尿骚味，口感香糯回甜				
切面	多汁、乳白色				
破皮伤痕、病斑	无	无	无	轻度	有
霉变、虫蛀	无				
含水率	≤75%				

八　商品麻鉴别

在购买商品麻，即天麻干货时，消费者要牢记一口诀"鹦哥嘴，凹肚脐，外有环点干姜皮，松香断面。"口诀中讲的松香断面是判断天麻真伪的重要依据。从形态上看，商品麻呈长椭圆形、略扁、皱缩，有的麻形弯曲。一端有残留的茎基或红棕色的枯芽（称鹦哥嘴）；另一端有圆脐形痕（习称凹肚脐）。天麻表皮淡黄色或土黄色，略透明或不透明，有点状突起形成的横环纹。质地坚硬，不易折断，断面略平坦，有角质感。味甘微辛，嚼之发脆而带黏性。质地坚硬沉重，有鹦哥嘴，断面明亮、无空心者为"冬麻"，质地轻泡、有残留茎基、断面色晦暗，空心者为"春麻"。

消费者在购买商品麻时一定要注意区分，硫磺天麻。硫磺天麻，即采用硫磺熏蒸后的天麻。而无硫天麻是不加硫磺等任何辅料加工的天麻，外观看起来不是很好看，但是纯真的天麻本貌，绿色安全，吃起来放心。消费者们只要懂得了天麻的加工实质，就会放弃外观好看，选择内在质量好的天麻。

消费者如何鉴别天麻是否用硫磺熏过？专家建议："一闻二尝。"首先，闻气味。用硫磺熏过的天麻会有刺鼻味，而未经硫磺熏过的天麻会发出一股淡淡的类似鸡粪便的味道。其次，尝味道。将被硫磺熏过的天麻片放入嘴中，你会感觉到酸味。另外，消费者还可以根据颜色辨别，无硫磺熏过的天麻表皮呈黄白色或淡红色，略透明或不透明，有点状突起形成的横环纹，质坚硬不易折断。

第七章　天麻文化学的学科代表

第一节　世界天麻传播者

——伯格理（Pollard）

所谓"传播者"，又称传者、信源等，是传播行为的引发者，即在传播过程中信息的主动发出者。伯格理1887年来到中国，在云贵苗疆开始了他的传教文化之旅。期间，他把小草坝天麻带回英国。在他逝世后的第三年，英国与海外圣经公会印刷和出版了花苗文字的《新约全书》，并印制了"东方地图"，并在地图上的中国云南昭通地界内清晰可见地标出了一个小圆点，圆点下用英文标注出了"小草坝"三个字，以表示伯格理对小草坝天麻的特别关注。伯格理成为了世界天麻文化的传播者。

伯格理（Samuel Pollard，1864～1915年），英国来华传教士，创制苗文并极大地影响了苗族的历史发展。

一　伯格里传教

1887年，23岁的柏格理离开英国远涉重洋到达上海，换上汉服，戴上假辫，学习汉文。1888 年，由长江水道行至重庆，沿着崎岖艰险的五尺道，过豆沙关，进入云南昭通，开始了他平凡的昭通时期和苗疆时期的传教文化之旅，并发现了昭通野生天麻的食用和药用价值。

进入苗疆，伯格理来的苗族地域，不仅传播基督的福音，还创制苗文、办学校发展教育、建麻风病院、建足球场和游泳池，开办学校让当地苗族入学读书，提高文化。为了传教和文化交流的需要，伯格理传便用英文的 26 个字母帮助苗族创造苗文。大大方便了苗族群众学习，不断提高整个民族的素质。伯格理还劝苗族戒酒，筹办储蓄社，动员苗族群众集资购买土地。由于柏格理受阶级和社会的局限，不可能理解旧中国苗族贫苦的根源最根本是民族压迫和阶级剥削。在黑暗的旧中国，伯格理的虚无缥缈说教对苗族群众来说仍然是走投无路。

二　石门坎岁月

滇东北苗族文化中心。石门坎属贵州威宁县，它是黔西北的"屋脊"，又是滇东北"走廊"的交通要道。1906 年，伯格理为了更好地传教，在石门坎建光华小学（1943 年曾改为"西南边疆私立石门坎初级中学"，新中国成立后扩建为"石门坎中学"），学生来源于贵州、四川、云南。学校先后从昭通请汉、回教师 20 多位。抗战时，一些进步教师宣传抗日救国思想，教唱抗日歌曲。教师张斐然是该校毕业的学生，在外出求学时参加了中国共产党地下组织，返回石门坎中学任教后，在学生中宣传马列主义，中国共产党的政治主张，传播革命思想，为革命斗争蓄积力量。广泛宣传民主革命思想后，苗族群众明确了党的民主革命思想就是反帝反封，认识到要彻底改变贫苦生活，就要起来反抗。

1938 年 3 月 3 日，昭通元宝山庙会，几百名学生列队到元宝山分别向群众宣传抗日道理，当时在明成中学读书的苗族学生王心忠等参加了活动。1938年，苗族青年踊跃报名参加60军赴抗日前线，为国捐躯六人。

三　创制苗疆文字

1905年，伯格理提出创制苗文的方案，会同苗族和汉族信徒一起研究。伯格理根据西方语言学规律，以拉丁字母为基础，结合苗族衣服上的符号花纹，于1905年为苗族创立了一套简明易学的拼音文字。为区别于"老苗文"，被西方语言界称为伯格理文。正是用这套文字，苗区的牧师们与伯格理共同合作，很快用伯格理文翻译了老苗文版的《圣经》和赞美诗，学校也用苗文来编写《苗文基础》《苗族原始读物》等教材，并出版了苗文报。后来的苗族人则用以通信、记账、记录民族歌谣、故事和传统知识等。1915年，苗文《圣经》译出，但遗憾的是，伯格理未及看到他的成果印成铅字，即于1915年9月与世长辞。

四　《东方地图》上的小圆点

伯格理死后，人们为他捐资修建坟墓，墓地坐落在石门坎的小山坡上。墓碑两边写着："人杰地灵牧师真是中邦良友，博士诚为上帝忠臣"。

1917年，在伯格理逝世后的第三年，英国与海外圣经公会印刷和出版了花苗文字的《新约全书》，并印制了"东方地图"，并在地图上的中国云南昭通地界内清晰可见地标出了一个小圆点，圆点下用英文标注出了"小草坝"三个字，以表示伯格理对昭通乌天麻的特别关注。

第二节　中国天麻之父

——周　铉

　　所谓"之父"，就是学科"父亲"的敬称，简单地说，就是学科的创始人。20 世纪中叶后期，周铉开始了天麻从野生到仿野生人工栽培的研究，在 1966 年底获得成功，出版了《天麻形态学》，周铉被誉为"中国天麻之父"，并在中国天麻史上改写了天麻只能野生不能人工种植的历史，从而成为了"中国天麻有性繁殖法创始人"。

　　周铉，自号轩辕遗少。河南省新郑市人，1926 年 5 月 4 日出生，毕业于同济大学理学院植物学系。

　　1956 年，周铉考取我国著名植物学家吴征镒的研究生。1960 年，中国科学院昆明植物研究所成立，周铉随吴征镒先生来到云南，任中国科学院昆明植物研究所教授，并担任植物形态学研究组组长，长期从事植物种类和植物形态研究工作。

一　周铉对天麻学科的贡献

　　1966 年冬，周铉在自己的盆播实验中发现了少数乌天麻种子的萌发。40 岁那年，周铉从省城昆明来到了昭通彝良小草坝原始森林，在朝天马林区实验点展开了天麻生活史的实验观察，一待就是 13 年，研究和推广了昭通天麻的仿野生栽培。著作有：《中国植物志唇形科原始类群 65 卷》《食用植物天麻栽培探索》《天麻的有性繁殖》《天麻有性繁殖通报》《天麻生活史》《乌天麻仿野生栽培》《国产天麻属植物的整理》《乌天麻仿野生栽培》等。由于在天麻有性繁殖方面研究取得的成果，1978 年以来，先后荣获云南省科研二等奖、云南省科技进步三等奖等奖项，2002 年度获云南省政府特殊津贴，2012 年被中国菌物学会授予"中国天麻研究终生成就奖"。

从 1966 年至 1979 年的 13 年间，周铉默默耕耘，不忘初心、甘于清贫、坚守寂寞，克服常人无法想象的困难，付出了无数的艰辛和努力，最终破译"上帝密码"，发现了天麻生长与蜜环菌的依赖关系，首创"天麻有性繁殖法"，天麻人工有性繁殖获得成功。从此，天麻这种只能野生不能人工种植的"神草"历史被改写，"天麻有性繁殖法"与蜜环菌种植技术得以在全国各大天麻产区进行推广，为野生天麻人工化种植和我国天麻产业的发展作出了突出贡献。周铉教授也因此被称之为"中国天麻有性繁殖法创始人"。

周铉于 1971 年写了《食菌植物天麻栽培探索》，对昭通乌天麻的形态与分类、生境与分布、传播与生活周期进行了详细的描述，并在 1975 年第 5 期、6 期《中草药通讯》上发表。此后，云南农业大学王德信、肖凤回、文国松，又以昭通乌天麻为材料，对天麻进行了分子生物学研究。

2012 年 11 月 11 日～13 日，在湖北省宜昌市举办的首届全国天麻会议上，周铉教授作《天麻研究古今谈》的主题报告。报告中他从天麻产生、蜜环菌的演变、天麻营养型演变、天麻进化论、天麻人工栽培史以及今后天麻产业发展的建议等方面对我国天麻的发展做了系统的描述，受到了参会者的热情欢迎和肯定。周铉被中国菌物学会授予"中国天麻研究终生成就奖"。

二　周铉教授退休后生活

周铉是九三学社社员，先后获得全国科学大会奖、"自然科学二等奖"、云南省政府特殊津贴、云南省"科技耆英"、中国天麻研究终生成就奖等。

周铉 1986 年退休后，先后撰写了《乌天麻仿野生栽培》《天麻生活史》等多部著作，为彝良天麻产业的发展壮大作出了不懈努力和积极贡献。在 2012 年 11 月举行的全国第一届天麻大会上，周铉被中国菌物学会授予"中国天麻研究终生成就奖"。

周铉始终关注着天麻的发展，凡事关彝良或是昭通他都会报以极大的热情，推掉其他事务，来进行了若干次讲授和示范。在小草坝一带很少有不知道周铉老先生大名的。为开发昭通天麻这一独特的生物资源，市委、市政府把天麻产业作为发展高原特色的"排头兵"来对待，下决心把昭通建设成为全国最大的有基天麻生产基地、全国最大的天麻交易市场，全国最优的天麻加工基地，形成昭通最具竞争优势、最具市场影响力、最具辐射带动力的支柱产业，周铉打心里高兴，他说，把此生献给天麻，是命运对他的眷顾，如今，昭通市委、市政府把天麻作为昭通"第一号产业"，更是对他的一种精神上的奖赏！他说，感谢市委、市政府领导，是他们的远见卓识，让他的晚年收获了更大的希望。

为了表达彝良广大群众对周铉教授的感谢之情，2014 年 3 月，彝良县委、县政府授予周铉"彝良县荣誉市民"称号，并聘请他为彝良县天麻产业发展顾问。"我是一名知识分子，我的技术应无偿奉献给社会。"周铉表示："如果我身体好，以后每年都要来彝良一个月。让我们共同努力，把彝良天麻年产值做到 50 亿至 100 亿元。"

耄耋之年的周铉教授。从外表看来虽然羸弱清瘦，但看待问题和说话的条理依然思路清晰，文质彬彬中不乏学者风度，显得精神矍铄。

三　周铉的题词与荣誉

（一）周铉为小草坝题词

2014 年 3 月，周铉教授为小草坝题词：

1. 中国天麻之乡
2. 世界天麻原产地
3. 小草坝天麻甲天下

（二）周铉荣获彝良荣誉市民

2014 年 4 月，经彝良县人大常委会会议决议，彝良县人民政府决定授予周铉教授"彝良荣誉市民"称号，同时聘请周铉教授作为彝良天麻产业发展的顾问，对彝良天麻产业的种植和发展进行指导。

周铉语重心长地说："我很高兴获得彝良授予我'荣誉市民'称号。我与小草坝天麻有情缘。我研究天麻的成功之地在彝良小草坝。我与小草坝的老百姓，与彝良人民更有感情。彝良天麻产业发展还有很大的空间，今后要加倍努力，达到更高的发展目标。"

第三节　中国天麻集大成者

——徐锦堂

所谓"集大成者"，指中国天麻科学仿野生栽培技术发展 50 多年来在学科创建方面取得了突出的成就，达到了最高水平，带有学科成就性的特色。徐锦堂成为了中国天麻学科的集大成者。徐锦堂先后被授予国家有突出贡献的中青年科学家、北京市特等劳动模范、全国"五一劳动奖章"等，第一批享受国务院特殊津贴专家。

徐锦堂1929年6月，生于山西省太原市。1952年参加工作。1958年毕业于山西农业大学农学系，毕业后分配到中国医学科学院，1983年成立药用植物研究所，任药用真菌研究室主任、所党委委员、所学术委员会副主任、中国医学科学院学术委员会委员，曾任卫生部药学专家咨询委员会委员，北京发明协会理事，中国食用菌协会常务理事、专家委员会副主任、药用真菌委员会副主任，1998年退休。2009年被聘为中华中医药学会终身理事。

1987年，徐锦堂在《中国天麻栽培学》一书中记载：有性繁殖阶段，蜜环菌对种子的萌发有明显的抑制作用，必须与紫萁小菇等萌发菌建立营养关系，种子才能获得营养而发芽。但发芽后的原球茎进行无性繁殖，分化出营繁茎，又必须靠同化蜜环菌才能正常生长发育。根据这些观察，徐锦堂绘出了天麻生活史。

1998年，徐锦堂退休。他在我国传统名贵中草药黄连、天麻及猪苓的栽培技术和理论研究上做出了突出贡献，取得了巨大的社会效益和经济效益。陕西、湖北的天麻、黄连产区人民，自发集资为他雕塑汉白玉全身像，尊他为"黄连之圣""中国天麻的集大成者"。徐锦堂先后被被授予国家有突出贡献的中青年科学家、北京市特等劳动模范、全国"五一劳动奖章"、全国优秀科技工作者等荣誉称号。

一 徐锦堂成果介绍

20世纪80年代初，卫生部部长崔月犁视察药植所真菌室，徐锦堂教授向崔部长汇报科研工作。1985年，被授予"北京市1984年特等劳动模范"，并在人民大会堂留影。

1975年，在陕西省宁强县东风三队，向参加天麻生产现场会的农民，讲解和示范天麻栽培方法。

1980 年天麻有性繁殖 - 树叶菌床法国家二等发明奖（证书及奖章）

2001 年，在人民大会堂会议大厅，徐锦堂（一排左二）获得国家科技进步二等奖，得到江泽民等国家领导人接见。

二 徐锦堂研究成果

（一）徐锦堂对国家的贡献

有关专家说：我们在研究报告的导言中给予了回答：以往对徐锦堂的评价就是黄连、天麻等成果。其实走遍他蹲点的产区、查阅有关资料，我们逐渐发现：他的贡献是解决中国人吃药的大事情。目前我国常用中药材 1000 余种，其中用量最大的中药材是人工栽培的 200 余种，这些是几百年、几十代人智慧的结晶，对中华民族繁衍昌盛发挥着不可替代的作用。在人工栽培的 200 余种中药材中，客观地说论品种徐锦堂一人超过了 1%。因此研究徐锦堂现象，对我国应用型研发人员的培养方向、研发路线制定，很有启示作用。

（二）徐锦堂的科研成果

韩启德院士说：药用植物栽培的研究，如局限在实验室，仅发表一些论文，是远远不够的。必须深入到产区，长期蹲点观察研究，踏踏实实、锲而不舍地做艰苦细致的现场工作……这对当前浮躁的学术风气应该说是一剂良药。因此，我们研究徐锦堂现象，对各界反响强烈的科研课题决策、课题经费投入方向、科研评价体系等，具有很深的启示作用。

第四节　周铉传承人

——彭泽祥

一　传承人释义

彭泽祥，男，汉族，年龄36岁。"中国天麻之父"周铉传承人。

所谓"传承"。从字义上讲，传，有传递、传送、传授的意思。承，则有接受、托着、承载的意思。从词义上说，传承人就是传承非物质文化遗产、学术体系衣钵的承载者和传递者，一般比喻技术、思想、学术的师徒相传。

从职能上讲，传承人在传承、保护、延续、发展非物质文化遗产中，起着超乎常人的重大作用，受到一地政府的尊重，一方民众的认可和。从形式上说，传承人常常都要举行正式的拜师仪式。

二　传承拜师仪式

言传身教、带徒授课，心口相传，是"中国天麻之父"周铉教授天麻思想传承的主要方式。

2017年10月27日，第五届全国天麻大会结束后的第三天，91岁高龄的周铉教授兴致勃勃地来到了小草坝乌蒙葩岭天麻科技示范园区，择日择时，于晚上八时许，在园区小餐厅举行了简朴而正式的"传承人拜师"仪式。

传承拜师仪式开始，周铉教授正堂端坐，让彭泽祥以茶代酒给自己进献三杯清茶以示拜师。彭泽祥深情面对周铉教授，双手托杯奉茶，行三鞠躬拜师大礼，恭敬地献上清茶三杯。

129

礼毕，周铉教授面对弟子笑吟吟地说道："泽彭啊！从今以后你就是我的传承人了，老话叫弟子、门生。"彭泽祥面对周铉教授恭恭敬敬地说道："生我者是父母，教我者是师父，我一定会发扬光大师父您的治学精神，求实之道。敬师传承您的天麻学科思想、继承您的传统文化衣钵"。话语结束，全场鼓掌。

参加"传承人拜师"仪式的有：周铉教授的女儿和女婿、中共彝良县委书记姚勇、县纪委书记杨加强、县政协副主席李珊梅、县委办主任于平，以及县委、县政府的相关部门参加见证了传承人拜师仪式。

"传承拜师"仪式结束后，周铉教授与彭泽祥师徒二人合影。而后，全体人员一道合影留念。

第八章 天麻文化学的特色农业

改革开放40年，农业依然是我国国民经济发展的基础，尤其是对于承接城市和拉动农村发展的特色乡村旅游来说，农业生产、农产品加工、农业科技、农业服务、休闲农业、乡村旅游必将发挥重要作用。我国农业开始从传统农业转向特色农业发展，逐渐形成了集农业、生态、休闲、观光、旅游、消费等一体的产业集群，特色农业是将多种形态的产业集中于一体的产业业态，是推动城镇发展的重要手段。

特色农业，是一个比较特殊的产业集群化概念。特色农业，简单地说就是有特色的农业，是以追求最佳效益即最大化的经济效益和最优的生态效益、社会效益并提高产品市场竞争力为目的，依据区域内整体资源优势及特点，突出地域特色，围绕市场需求，以某一特定生产对象或生产目的为目标，形成规模适度、特色突出、效益良好和产品具有较强市场竞争力的非均衡农业生产体系。

第一节 特色农业

特色农业之"特色"，指传统农业具有独特的产业内涵。特色农业的内涵包括三个方面：一是特色农产品的自然、气候、环境、土壤等条件和特定的区域位置；二是产品资源的特定性和唯我独有性；三是产品一定意义上的传统性、特定的消费群体和其他区域的无法竞争性。其核心是产品的区域性、独有性和无法竞争性。

发展特色农业就是根据各地的自然环境条件，结合自身的社会经济条件，寻找科学合理的途径，最有效利用当地的特色资源，发挥比较优势，形成特色产业，推动特色经济的发展。发展特色农业要从突出特色、保持特色入手。

一 彩色农业

彩色农业，指种植非单一颜色的农作物的农业类型。从功能上讲，彩色农业有四种特征：

（一）种植非单一颜色的农作物的农业类型，比如花卉和园艺业生产部门所生产出的产品。

（二）可直接生产出不同颜色的同一作物，如棉花现在可以生产除了白色之外的其他颜色。

譬如，由"紫、白、红、金、绿"五大色系涵盖的樱桃、杨梅、水蜜桃、香瓜、草莓、猕猴桃和紫葡萄等特色产品，都属于"彩色农业"的范畴。

（三）是指具有多种颜色农作物组合而成的新型现代农业。

譬如，稻田艺术、油菜花海给创意农业增添了色彩。

（四）也可指使用不同颜色覆膜的农业类型。

随着科学技术的进步和互联网技术的发展，农旅双链模式的实施，颜色在农业中的应用必将日益广泛。

二 立体农业

立体农业，又称层状农业。指运用农业系统工程的方法，因地制宜，层叠配置，早迟搭配，多级转化，整体布局，良性循环，以取得最佳经济效益、社会效益和生态效益的农业生产体系。具体地讲，立体农业指在同一单位面积的土地或水域等空间，最大限度地实行种植、栽培、养殖等多层次、多级利用的一种综合农业生产方式。狭义立体农业指地势起伏的高海拔山地、高原地区，农、林、牧业等随自然条件的垂直地带分异，按一定规律由低到高相应呈现多层性、多级利用的垂直变化和立体生产布局特点的一种农业。如云贵高原和青藏高原等地的立体农业均为突出。这里种植业一般多分布于谷地和谷坡，山地为天然林，间有草地，林线之上为天然草场，具有规律性显著、层次分明的特点。

立体农业的模式是以立体农业定义为出发点，合理利用自然资源、生物资源和人类生产技能，实现由物种、层次、能量循环、物质转化和技术等要素组成的立体模式的优化。它能有效地容纳农村剩余劳动力，发挥多种经营。它可以有效地保护和改善生态环境。

三 鱼菜共生农业

鱼菜共生，是一种新型的复合耕作体系。鱼菜共生农业，也叫鱼菜共生、立体生态养殖，指一种新型的复合耕作式农业。它把水产养殖与水耕栽培这两种原本完全不同的农耕技术，通过巧妙的生态设计，达到科学的协同共生，从而实现养鱼不换水而无水质忧患，种菜不施肥而正常成长的生态共生效应。譬如，把蔬菜种植和水产养殖结合在一起，从而实现养鱼不换水而无水质忧患，种菜不施肥（化肥）而成为有机菜。

发展鱼菜共生农业，旨在坚持"绿色、和谐、自然、健康"的主题模式和"一业为主，多元发展"的农业战略，打造农业生态循环立体种养、休闲观光的立体产业。

133

四 观光农业

观光农业，指以自然资源为基础，以"农旅双链"为模式，以农业文化和农村生活文化为核心的现代农业。如特色小镇、集体农庄、果蔬庄园和农家乐等。大力发展观光种植业、观光林业、观光牧业、观光渔业、观光副业、观光果蔬业、观光生态农业等观光农业。

今天人们对生态环境、生活质量、养生保健的要求越来越高，观光农业将农业和旅游相结合，形成农旅双链产业，让人们体验生态环境，劳动度假的同时享受休闲娱乐。

五 互联网农业

互联网农业，是将互联网技术与农业生产、加工、销售等产业链环节结合，实现农业发展科技化、智能化、信息化的农业发展方式。

在互联网发达的今天，"互联网+"带动传统农业升级。目前物联网、大数据、电子商务等互联网技术越来越多的应用在农业生产领域，并在一定程度上加速了转变农业生产方式、发展现代农业的步伐。尤其是随着农村互联网的普及，电商平台的蓬勃兴起，将互联网带进了千家万户。如"云种养""互联网+农业"，互联网与农业产业的生产、加工、销售等环节充分融合，愈来愈受到新时代农民们的追捧，农民们有什么问题只需用平板电脑、智能手机登录云种养、互联网+农业，就能将问题对接各类相关的网络农业专家进行答疑解惑，快速获取专业知识，获得答疑解惑，同时又有自己的农友圈，还可以分享农业经验，互动到所需的农业知识。

六 精准农业

精准农业，又称为精确农业或精细农作。从现代农业的角度讲，精准农业是以信息技术为支撑，根据空间变异，定位、定时、定量地实施一整套现代化农事操作与管理的系统，是信息技术与农业生产立体相结合的一种新型农业。精准农业是近年出现的专门用于大田作物种植的综合集成的高科技农业应用系统。它包括地理信息系统GIS、农田信息采集系统、农田遥感监测系统、农田地理信息系统、农业专家系统、智能化农机系统、环境监测系统、系统集成、网络化管理系统和培训系统。

精准农业还包括农业专家系统、智能化农机具系统、环境监测系统、系统集成、网络化管理系统和培训系统等。其核心是建立一个完善的农田地理信息系统，可以说是信息技术与农业生产全面结合的一种新型农业。

七 设施农业

设施农业，是采用人工技术手段，改变自然光温条件，创造优化动植物生长的环境因子，使之能够全天候生长的设施工程。设施农业是一个新的生产技术体系，它的核心设施就是环境安全型温室、环境安全型畜禽舍、环境安全型菇房，又叫环境安全型食用菌房。设施农业主要包括设施园艺和设施养殖两大部分。

目前，我国设施农业已经成为世界上最大面积利用太阳能的工程，绝对数量优势使我国设施农业进入量变质变转化期，技术水平越来越接近世界先进水平。

随着农业生产经营体制的创新，中国将出现大批量的新型农业经济体，即农业示范园区、农业庄园、家庭农场、农业专业合作社等,这将是一次农业产业化的浪潮。在此产业化大潮下,农业相关的配套服务业尤其是设施农业必然迎来快速发展的契机。

八　工厂化农业

工厂化农业,是综合运用现代高科技、新设备和管理方法而发展起来的一种全面机械化、自动化、信息化的现代农业。如今,工厂化农业有了迅速发展,现已应用于蔬菜、花卉、养猪、养禽、养鱼乃至多年生果树栽培等许多领域,并达到高效率、高产值、高效益。

确切地说,工厂化农业是采用高科技手段进行的全面机械化、自动化的生产活动,能够在人工创造的环境中进行全过程的连续作业,从而摆脱自然界的制约。

从技术层面上讲,工厂化农业采用现代生物技术、现代信息技术、现代环境控制技术,广泛运用在农业上的结果。随着科技水平的提高,工厂化农业将在空间规模、产品种类等方面取得新发展。可以说,工厂化农业代表了新世纪农业的发展方向。

九　基塘农业

基塘农业,也叫基塘生产。指桑基鱼塘养殖业。是南方珠江三角洲地区的特色农业,主要包括桑(桑树)基鱼塘、蔗(甘蔗)基鱼塘、果(水果)基鱼塘等类型。在南方地区有很多地势低洼的地方,容易储存雨水,农民可以利用这一地势种植农作物,发展养殖渔业,形成特色的基塘农业。基塘农业的特点就是改善多水患的自然环境,形成土地利用精细、水陆互养、能量循环、生态可持续性发展的农耕系统。

基塘农业,以"基堤"和"鱼塘"为双核心,形成了一

个完善而封闭 的生物循环系统，自给自足，集约地利用了土地、光热、水分等自然资源， 又合理地利用了人力资源，不仅缓解了人与地之间日益加剧的矛盾，为农民带来了经济上的收益。今天，基塘农业模式和科学的方法，使农副产品更多样化，质量更提高，更具有进入港澳市场和国际市场的竞争能力。

基塘农业可分为三类：

（一）桑基鱼塘

是一种挖深鱼塘，垫高基田，塘基植桑，塘内养鱼的高效人工生态系统。

（二）蔗基鱼塘

是在低洼的地方挖建鱼塘，鱼塘边种甘蔗，以蔗叶和甘蔗制糖后的蔗渣喂鱼，塘泥用作蔗地的肥料，一种养鱼与甘蔗种植相结合的农业生产方式。

（三）果基鱼塘

是在低洼处挖建鱼塘，在鱼塘周围种植果树，用塘泥做果树的肥料，从而使养鱼和果树兼得，取得较好的经济效益。

十　林地农业

林地农业，也叫林耕生产。指利用林地进行林耕生产。《中华人民共和国森林法实施条例》对林地的解释是："林地包括郁闭度 0.2 以上的乔木林地竹林地，灌木林地疏林地，采伐迹地，火烧迹地，未成林造林地，苗圃地和县级以上人民政府规划的宜林地。"

从本质上说，林地农业就是利用乔木林地、竹林地，灌木林地、疏林地，实行林农复合经营，把林、农、牧、副等产业有机结合在一起，形成具有多种群、多层次、多效益、高产出特点的复合生产系统。从经济上看，这种生产系统收益高、见效快、投资回收期短，有利于以短养长，持续发展。

从生态上看，林农复合系统在空间上是多层面的。如阔叶林地间的天麻仿野生栽培，就是利用林地资源，丘陵环境，生态土壤条件栽培天麻，产生价值，从而受益。天麻就是一种典型的利用阔叶林地栽培的经济农作物。

第二节　艺术农业

艺术（Art），是最早源于农业生产之中的。艺术从它开始诞生的时候，就是和人与天地、人的农业生产、人的社会生活联系在一起的。史前时代，原始人最感兴趣的形象，常常是以他们的居落环境、生存关系最密切的那种形象。我们常常提到的宁夏贺兰山岩画、云南沧源崖画、内蒙古阴山岩画、连云港将军崖岩画、福建华安仙字潭岩画、广西宁明花山岩画等，这些原始人生活的遗址，就是最早用图画讲述史前人类的生存足迹和农业生产场景的故事。

一　艺术农业元素

"农旅双链"嫁接艺术的方式，就是艺术农业。今天，听到或看到"艺术农业"这四个字，可谓是一个新鲜词，没有几个人说得清楚，弄得明白。但说起农业，在大家的脑海里，总认为传统农业都是土里吧唧的。在工业化、信息化的今天，生活中人们总是乐意进农家小院，吃农家菜，逛年货街，买土特产。在今天的乡村，流行这这样一种说法："艺术农业"活了农业，富了农民。把农业做出艺术范儿。

（一）大地艺术

大地艺术，可以说是庄子"天人合一"哲学思想的具体实践物。

1.什么是大地艺术？大地艺术，又称"地景艺术"，它

是从环境艺术 (Environments Art) 演进而来，广义地说，即环境艺术的一种。地景艺术始于 1960 年地大物博的美国，到了 1970 年代有许多画家和雕刻家纷纷跑到户外，从事地景艺术的创作。

大地艺术家认为，应当打破艺术同生活的界限，探求艺术创作材料的无限化。在人类的生活时空中，应处处存在着艺术。在他们看来，把大自然稍加施工或修饰，使人们重新注意大自然，从中得到与平常不同的艺术感受。

2. 大地艺术的由来。早在 20 世纪 50 年代，就有一批艺术家和设计师从各个角度尝试雕塑与环境设计的结合，产生了最初的一些大地艺术作品，其中比较典型的是拜耶和克拉默的作品。拜耶（Herbert Bayer，1900 ～ 1987）为亚斯草原旅馆设计了两件作品，《大理石国家》和《土丘》。前者是在废弃的采石场上设计的可以穿越的雕塑群，在一个 11m×11m 的平台布置高低错落几何状白色大理石板和石块，组成有趣的空间关系，中间设计有一喷泉。后者为一个土地作品，直径 12m 的圆形土坝内为下沉草地，布置有一圆形小土丘，以及一块粗糙的岩石。

大地艺术家认为，艺术与生活、艺术与自然、艺术与田畴，应该没有什么的界线可言。在人类的生存环境、生活时空中，应处处存在着艺术。我们不妨列举全球 10 大引人深思的地景艺术作品：

(1)沙画艺术。安德烈·阿马多的大型海滩沙画，面积十万平方英尺，他为了在沙滩上获得各种各样的图形、图案，阿马多用绳子作为图形导向、用耙子松动湿沙子来创作出沙滩流淌的波浪带。在生活中，旧金山艺术家们多以在落潮时期的沙滩上创造漂亮的沙画作品而闻名。

(2)雪景艺术。如阿马多沙画艺术的临时性和暂时性一样，西蒙·贝克的雪地艺术作品的创作口号，就是要坚持到萨瓦谷狂暴的山风把沙画吹走。作品花了贝克 11 个小时,在创作过程中作者只使用了一个指南针,足蹬一双雪地靴"走出"了画作。

(3)现代艺术。作品 Pine Cones 松球,是由大地艺术家兼雕塑家 FloydElzinga 创造的一个现代雕塑作品,景观的森林绿地上分布着独立的个体松球。作者把它们作为"殖民装置",表示种子无害和敌对的两面性。

(4)巨大衣夹。作品由土耳其大地艺术家设计,为比利时 Chaudfontaine 公园五季节日所创造。巨大的衣夹给人一种地面瞬息之间把大地紧紧夹住的立体感觉。

(5) ElasticPerspective 楼梯。作品的立意为矗立在绿色山顶上迂回与山丘上的一组柯尔顿钢阶梯,它位于荷兰 Carnisselande 鹿特丹郊区的一座山上。楼梯没有顶部和底部,它是一个迂回旋转没有尽头的道路,反映出 Carnisselande 郊区居民和鹿特丹城市居民之间模糊的文化联系带。

(6)无形的树。作品中大地艺术家采用抽象的美术设计手法,以古树枯枝为主题,创造出了一个横穿树干中部的德国乡村景观,给人一种树被砍断的幻觉。作品简单地在树枝干上包裹塑料布、喷绘背景景观,给人一种梦幻的效果。

(7) HuellasArtes 建筑。建筑突出强调了人类功能的日常流动以及智利圣地亚哥 BellasArtes 地铁站周围的人口流动。它的目标在于恢复并促进这个区域城市活动的开展以及社会关系的发展。

(8)歌唱之树。作品是一个高 3m 的风力驱动的雕塑,它位于英国的兰开夏。这个雕塑完工于 2006 年,由地景建筑师设计建造。正如它的名字一样,这件艺术品是由镀锌的铁管构成的树状结构,利用风能发出不同的优美音调,形成一个不太和谐的"大合唱"。

(9)雕塑墙。作品由自由雕塑家锻造,采用公共雕塑手法展示出为成就而奋斗的概念设计，冲破藩篱——世界上的人们更加自由自在生活的感觉。作品是一组从左到右进行的群雕塑，人物的每一次的每一步，都离奔向自由更近了一步。作品创作于2001年，元素为费城一家医药公司总部的一部分。

⑽波纹立方体。作品是英国米德尔斯堡的一个城市地标性装置，它作为多功能公共领域设计发展的一部分，作品中置放着各类城市建筑施工设备和一些彩色立法体。波纹立方体多彩的颜色表明了这个项目不同的区域环境，反映出区域周围的城市产业和社会住宅。

下面我们从大地艺术的城市建筑景观中，看一看中国北上广著名的四大城市地标建筑，从中进一步理解地景艺术在城市地标建筑中的作用。

(1)由荷兰人雷姆·库哈斯和德国人奥蕾·舍人带领大都会建筑事务所（OMA）设计，建筑外形酷似"大裤衩"（北京人俗称），体现的是一种无止境的设计艺术，大楼主楼的两座塔楼双向内倾斜6°，在163m以上由"L"形悬臂结构连为一体，建筑外表面的玻璃幕墙由强烈的不规则几何图案组成，造型独特、结构新颖、高新技术含量大，在国内外均属"高、难、精、尖"的特大型项目。大胆独特的设计代表着一种精神，即不惧权威，敢于尝试，无所畏惧，高度自信。

(2)北京CBD核心区层数地高108层的"中国尊"地标建筑，中国尊由中国建筑承建。建筑高度528m，外轮廓尺寸从底部的78m×78m向上渐收紧至54m×54m，再向上渐渐放大至顶部的59m×59m，似古代酒器"樽"而得名。

(3)塔高约468米的上海"东方明珠广播电视塔"，从设计风格来看，电视塔是多筒结构，以风力作用作为控制主体结构的主要因素。主干是3根直径9m，高287m的空心擎天大柱，大柱间有6m高的横梁联结；在93m标高处，由3根直径7m的斜柱支撑着，斜柱与地面呈60°交角。该建筑有

425 根基桩入地 12m，上千吨的 3 个钢结构圆球分别悬挂在塔身 112m、295m 和 350m 的高空，钢筋混凝土的建筑加 3 根近百米高的斜撑。电视塔的塔身具有较强的稳定性，其设计抗震标准为"7 级不动，8 级不裂，9 级不倒"。此外，该建筑还有着良好的抗风性能。

(4)总高度 600m（塔体高约 450m、天线桅杆高 150m）的中国第一高塔，世界第二高塔的广州新电视塔（昵称：小蛮腰），由荷兰信基建筑事务所的设计师马克海默尔、芭芭拉库伊特设计，作为地标式建筑，广州塔为圆形渐变网格结构，塔的主体不仅有着变换的色彩，还可展现出动人的"空中交响乐"，46 环 LED 灯带，环环向上画出纤纤细腰美态。广州塔主题为天体，造型构想为花，棉花树。

3. 大地艺术的创作材料。大地艺术的作品材料均取之天然而多样化的自然环境，如大地（包括森林、山岳、河流、沟壑、沙漠、峡谷、平原、山坡）等，甚至石柱、墙壁、老旧建筑、历史遗迹等都是艺术家常用的自然材料。在创作过程中，大地艺术家大多会保持材料的自然本质，只是在技法上却巧妙地运用捆或绑、嫁与接的方法，再加以造型，然后安排架构及意象，将艺术创造置于艺术品之中。

4. 大地艺术的创作方法。大地艺术家主张返回自然，瞄准旷野，以大地作为艺术创作的对象。他们或在广袤的沙漠上挖坑造型，或移山填海，或垒筑堤岸，活泼溅色遍染荒山。由于大地艺术家常以挖掘填海工程形式出现，故又有土木工程或地景艺术之称。

另外，大地艺术家们，利用农作物生长过程中的颜色、高矮、大小等进行合理搭配，选择农作物生长过程中不同颜色、单株大小、个头高矮等进行合理搭配，利用作物不同生长周期等，来进行大地图案设计。不影响农作物收益的同时带来艺术美感，可以说休闲农业中的大地艺术是在原本特点的前提下进行艺术的再创造。

（二）大地雕塑

雕塑，是一种原始造型艺术，又是一个普遍而又持久的文化现象。它把人们带到了人类的童年时代，让我们周游人类的史前世界，并帮助我们寻找失落了的文明。雕塑的产生和发展与人类的生产活动紧密相连，同时又受各个时代宗教、哲学等社会意识形态的直接影响。秦始皇陵兵马俑再现了2000多年前的帝国大军的威武。汉代的"二牛犁田""收获渔猎图"浮雕画像砖，反映了汉代农耕文化的繁荣昌盛。可以说，雕塑是时代、思想、感情、审美观念的结晶，是社会发展形象化的记录。

儒家经典《礼记·月令》中载："（季夏之月）可以粪田畴，可以美土疆。"换言之，大地艺术家提倡，在乡村的路边、山寨的崖壁上、田畴的水渠旁等，诸多地方都可以利用大地空间，塑造一些以神话故事、农耕文化和人文历史有关的雕塑作品，彰显地域文化特性，提高美丽乡村，休闲旅游的吸引力。

（三）大地艺术公园

油菜花海、溪谷花田、麦田怪圈、稻田植画、田埂雕塑等构成了大地艺术公园，它让我们看到了艺术与农业融合的魅力，出现了乡村雕塑、墙绘、彩绘村，我们领略到了乡村的另一种美丽，美丽乡村，艺术农庄。让我们见识了艺术融入乡村的巨大能量。

从艺术形式上讲，大地艺术公园更多地是以创造大地艺术作品为主角，从自然田畴的艺术布局，塑造一片土地或空间，审视当地的农耕文化，展示人与自然和谐相处等。历史文化、农耕文化、民俗风物等更多的是作为大地艺术设计元素，起到文化联结自然与村落、绿地与空间的作用。譬如，美国大地艺术家 Charles Jencks 为丘比特艺术公园设计了一个经典的大地艺术作品，作品里层层叠叠的流体几何形态，营造出豪华葱郁的绿色空间，构成"生命细胞"之意象。"生命细胞"由 8 块不同的地形构成，彼此有长堤，栈道连接，方便游客穿越整个草场绿地。草堆的周围是 4 片水体和一个较平缓的小岛，小岛的中央矗立在一尊球形状的果实雕塑。作者创作丘比特艺术公园景观的灵感源于生物细胞的分裂过程，尤其是有丝分裂。游客们可以根据不同的地貌，区分细胞膜和细胞核之间的关系。

二　艺术农业环境

艺术农业环境，指在不改变农业用地性质的基础上发展起来的更具艺术性、观赏性、游乐性、体验性的创意农业。艺术农业环境，包括以下三个方面：

（一）生态美

生态美，简单地说，生态就是指一切生物的生存状态，以及它们之间和它与环境之间环环相扣的关系。从广义上来讲，包括人与自然、生活以及人自身的生态审美关系，它是一种符合生态规律的自然艺术。生态美就是通过人与自然的交往，人们会感觉到大地之美，而这正是艺术农业的魅力所在。根据生态环境的亮点，艺术农业的要素，设置与天麻产业紧密相关的生态资源，景观创意，让游客一进入体验区，就能身临其境地感受到生态之美、体验之"味"。同时，还能感受到浓厚的天麻栽培气息。

（二）产品艺术

产品艺术，是指具有一定艺术性的产品。而产品指的是产品能够提供给市场，被人们使用和消费，并能满足人们身心某种需求的任何东西，包括有形的物品、无形的服务、色彩与造型、视觉与认知、眼睛与感知、组织与观念或它们的组合。说白了，这就是产品的艺术美。譬如，并未农业产品的天麻，众多的天麻，洗净泥土被堆放到一块儿时，你不但可以从中嗅出泥土的味道，看到产品的简约与复杂，还能感受到不同产品所带来的地域人文属性，这就是天麻产品的整合艺术。当各地不同品种的天麻放到一块儿以后，无形之中就成为一种产品的"地理标注"，游人既可以感受到家乡天麻带来的美好回忆，又可以品尝异地他乡别有的天麻风味，从而引发更多的人文想象，这就是产品艺术带来的人文体验。

（三）生产艺术

生产艺术，简单地说，指一种创造审美对象的物质生产。譬如，传统的生产工艺，产生出传统的产品味道，而现代的生产工艺，则是产生现代的产品味道，两种味道很难相同，因为这其中的环境不同、气候差异、文化现象等控制都不完全一样。最重要的一点就是把传统与现代结合起来，通过严格的技术标准，去除现代化生产过程中可能出现的味道偏差，还原作物本来的味道，让消费者找到果品的味道，这是一种农业上的回望，也是一种生产工艺上的追求。

目前，在传统的生产工艺流程中，通过数字控制系统进行全天候、全视频自动监管，把数字控制系统融入传统工艺，使传统工艺在现代化的基础上变得更精细，保证产品的品质。同时，该系统还将传统与现代相结合的生产工艺，赋予产品新的灵魂，让消费者在消费产品的同时，能品味出不一样的文化。这种赋予灵魂的生产过程，更像是一种艺术创造。其实，这是生产艺术。

第三节　休闲农业

随着我国经济的发展和经济结构的调整，农业经济也在不断转型升级。由于传统的种植业附加值较低，经济效益差，使得越来越多的农民开始丧失对传统种植农业的热情，转向对休闲农业的兴趣。

休闲农业是指利用田园景观、自然生态及环境资源，集参观农业耕作、栽培、采摘、园艺或农业经营的活动，其目的是娱乐、科普、体验的农业劳动。它是一种把自然资源与休闲活动完美融合，集生产、生活、生态"三生一体"的新型产业，符合现代社会旅游发展潮流，日益显现出强大的生命力和良好的发展前景。

一　休闲农业发展现状

（一）国外休闲农业发展现状

休闲农业是以农业活动为基础，农业和旅游业相结合的一种新型的高效农业，具有经济功能、社会功能、教育功能、环保功能、游憩功能、保健功能、康养功能和文化传承功能等多种功能。1865 年，意大利成立的"农业与旅游全国协会"，标志着休闲农业的发展进入萌芽时期。十九世纪世纪 50 年代后期，出现了休闲农业专职从业人员，标志着休闲农业作为一个新兴产业的开始，并进入全面发展阶段。二十世纪 70 年代，在日本和欧美等发达国家逐步开始形成休闲农业产业规模。国外休闲农业的发展经验，为中国发展休闲农业提供了很好的借鉴。当今的韩国、日本等发达国家、欧洲、法国普罗旺斯、澳洲葡萄酒庄园等，都是休闲农业发展较早也较为成熟的地区与国家。

相对于欧美，休闲农业起步较晚的亚洲发达国家发展速度却极其迅速。以体验农村生活为主题的电视节目、杂志和报纸在当今城市居民对农业、农村需要高涨的背景下人气非常旺盛，因此生态交流型的乡村旅游在该地区受到欢迎。典型代表是日本的大王山葵农场，该农场以黑泽明导演的电影《梦》拍摄地点而闻名日本全国，每年吸引约 120 万访客旅游。这种以农场为依托、以媒体传播为宣传手段的开发模式也是乡村旅游发展方向之一。

（二）中国休闲农业发展现状

随着国民生活水平的提高，近年来人们对休闲与健康之间的关系更加重视。农村天地广阔，空气新鲜，自然环境优美，山村野趣浓厚，绿色食品多样，农事活动新奇，乡土文化丰富，是一种别具情趣的享受，具有极大的吸引力，并成为人们外出休闲旅游的理想选择。发展休闲农业，对于转变农业发展方式，促进农民就业增收，推进新农村建设，统筹城乡发展，满足城乡居民日益增长的休闲消费需求具有重要的意义。

20世纪90年代中国休闲农业开始发展，到21世纪初，休闲农业已进入一个全面发展时期，旅游景点增多，规模扩大，功能拓宽，分布扩展，呈现出一个良好的发展新态势。

中国休闲农业产业已成为农业和农村经济发展的亮点之一，彰显广阔的发展前景，必将成为中国特色农业现代化建设和农民增收的重要举措。当前应着力解决好基础设施条件差，人才队伍短缺，规划滞后，特色不突出，管理不规范，服务水平不高等问题。

（三）休闲农业产业的模式

目前，我国休闲农业发展的模式多种多样，主要包括农家乐模式、农业庄园模式、科普教育模式、民俗风情旅游模式等。

1.“农家乐”模式

“农家乐”是新兴的休闲旅游形式，是农民向城市现代人提供的一种回归自然从而获得身心放松、愉悦精神的休闲旅游方式。一般来说，农家乐的业主利用当地的农产品进行加工，满足客人的需要，成本较低，因此消费就不高。而且农家乐周围环境，一般都有自然天成的景致，视觉田园的风光，那里是大自然的氧吧、纯天然的栖息地，可以舒缓现代人的精神压力，因此受到很多城市人群的喜爱。

"农家乐"旅游的雏形来自于国内外的乡村旅游，并将国内特有的乡村景观、民风民俗等融为一体，因而具有鲜明的乡土烙印。由此可见，农家乐旅游是乡村旅游的一种形式，它是传统农业与旅游业相结合而产生的一种新兴的旅游项目。

"农家乐"的发展，对促进农村旅游、调整产业结构、建设区域经济、加快农业市场化进程产生了良好的经济效益。农家乐发展起来后，带来的不仅仅是消费收入，还有产品信息、项目信息和市场信息，为当地经济的发展提供了契机。农家乐成为农民了解市场的"窗口"，成为城市与乡村互动的桥梁。各地游客为农村带来了新思想、新观念，使农民及时了解到市场信息，生产经营与市场需求相接轨。

2. 农业庄园模式

庄园，指乡村的田园房舍；大面积的田庄。在中国古代，指皇室、贵族、达官、富豪、寺院等占有并经营的大片土地和农田的建筑组群。根据庄园主的地位，庄园有不同的名称和叫法。

随着人们物质生活水平的提高，人们开始追求高质量精神生活。同时，作为一种农业产业化发展新模式，农业庄园创造的良好社会效益和生态效益，不仅开辟了农业现代化的新途径，而且有力地激发了农村经济全面发展的内在潜能。

"农业庄园"能够将规模经营的理论引入农业生产经营，通过对资金、土地、劳动力及设备各生产要素的优化组合，加快推进农业的集约化，进而实现农业现代化。其典型的形式是：土地开发商通过购买土地所有权或租赁一定面积的土地，把土地相应地划分为若干等份，通过出售土地权益证或股份受益凭证向社会招商融资，并实行统一规划、统一经营、统一管理。

"农业庄园"以市场为导向，以经济效益为中心，以主导产业、产品为重点，优化组合各种生产要素，实行区域化布局、专业化生产、规模化建设、系列化加工、社会化服务、企业化管理，形成种养、产供销、贸工农、农工商、农科教一体化经营体系。

3. 科普教育模式

科普教育模式，是一种增强国家创新能力和国际竞争力的教育模式，它利用农业观光园、农业科技生态园、农业产品展览馆、农业博览园或农耕文化博物馆，为游客提供了解农业历史、学习农业技术、增长农业知识的教育活动。农业园主要类型有农业科技教育基地、观光休闲教育、少儿体验农业基地、农业博览园。如农业科技园区作为联结科教单位科研成果与生产实际的重要纽带，为农业科技成果的展示和产业孵化提供了实现的舞台。

目前，由我国的一些大专院校或科研机构所建立的农业高新技术园区，大都与国外的农业科技园区模式大相径庭，园区的建立为科教单位和入园企业科技产业的"孵化"和"后熟"，提供了重要的基础平台，大大促进了农业科技成果的转化和辐射推广。

4. 民俗风情旅游模式

民俗风情旅游模式，是一种高层次的文化旅游模式，即以农村风土人情、民俗文化为旅游吸引物，充分突出农耕文化、乡土文化和民俗文化特色，开发农耕展示、民间技艺、时令民俗、节庆活动、民间歌舞等休闲旅游活动，增加乡村旅游的文化内涵。以满足游客的"求新、求异、求乐、求知"的心理需求，已经成为旅游行为和旅游开发的重要内容之一。民俗风情旅游模式的主要类型有：农耕文化型、民俗文化型、乡土文化型、民族文化型、节庆文化型等。

第九章　天麻文化学的创新力量

　　创新（innovate），是人类特有的认识能力和实践能力，是人们主观能动性的高级表现，是推动民族进步和社会发展的不竭动力，是实现人的解放的途径。可以说，一个民族要想走在时代前列，就一刻也不能没有创新思维，一刻也不能停止各种创新。创新在经济、技术、社会学以及建筑学等领域的研究中举足轻重。

　　今天，整个世界都在和"创新"这个词发生着前所未有的关系。

　　创新之美国拉斯维加斯的消费类电子产品展览会（CES），聚集了全球最创新的电子消费技术和产品。已成为世界上各大电子产品生产企业发布产品信息、展示高科技水平及倡导未来生活方式的窗口。

　　创新之以色列，拥有世界最大规模的海水淡化运作设施，提供着整个国家一半以上的用水，是以色列赖以生存的保障。以色列开启了中东海水淡化的创新时代。

　　创新之德国，"工业4.0"（第四次工业革命）是德国政府2020高技术战略，是一个制造业大国正向万物互联的新目标迈进。

　　创新之日本，正在加速推进人工智能开发，打破企业和消费者、不同行业间的数据使用壁垒，全力打造全球领先的智能社会。

创新之韩国，全球公认的网络基础设施最为完善的国家之一，拥有全球最令人羡慕的网速。韩国政府正在寻找一种互联网科技创新和文化创意结合的发展模式。

创新之中国，党的十八大提出实施创新驱动发展战略，强调"科技创新"是提高社会生产力和综合国力的战略支撑，必须摆在国家发展全局的核心位置。这是中央在新的发展阶段确立的立足全局、面向全球、聚焦关键、带动整体的国家重大发展战略。加快建设创新型国家。

在党的十九大报告中，"创新"一词出现了 50 余次，习近平总书记再次强调："创新是引领发展的第一动力"。中国正在加快建设创新型国家。

第一节　天麻文化事务

事务，通常是指要做的或所做的事情或行政杂务。天麻文化事务，不言而喻就是指和天麻文化产业有关的事情，还包括重大文产项目。另外，事务在计算机术语中指访问并可能更新数据库中各种数据项的一个程序执行单元。

一　中国天麻博物馆

中国天麻博物馆，前身为"中国·昭通乌天麻博物馆"，以下简称"博物馆"。博物馆位于云南省昭通市彝良县城东北部的小草坝镇，距县城 32 公里，昭通 103 公里。博物馆坐落在风景如画，林海绵延，乌峰叠翠，鸟语花香，云雾缭绕，有"小草坝天麻甲天下""世界天麻原产地"之美誉的小草坝镇风景区。

博物馆是中国药食文化的一颗璀璨明珠，是全国第一家以展示天麻为主题的专题类博物馆。该馆集天麻的栽培、历史、文化、教育、科研、科普、休闲、康养旅游为一体的原址生态型园林式博物馆。

博物馆内部游览流线，采用串联式、放射式、通道式的固定漫游路径，这样大大增强了博物馆流线系统的沉浸感和交互的自然性、观赏性，从而满足参观者对博物馆复杂场景漫游的需要，彰显了景观区环境导航的便利。

博物馆采用数字化运作系统，使用 PC 机群联动，运用声、光、电、多媒体和虚拟现实新手段和方法，全面展现昭通天麻的生态景观、植物景观和人文景观，以及小草坝的生态环境、土壤环境和惟妙惟肖的历史人物。

博物馆以"天麻"为主题；以五千年天麻的前世今生，两千多年天马的药食文化为脉络；以 3D 打印技术为支撑，诠释天麻的历史文化。

二　中国天麻博物馆记

2013 年 7 月，由我（杨昆宁）负责的"中国·昭通乌天麻博物馆"展板文案撰写和展厅设计工作，正式提上了昭通市市长工作议事日程。在接到任务后的一年时间里，我跑了五次昭阳区、十次小草坝。我从一个对天麻知之甚少，到知其然，讲出道道，最后撰写出一万七千余字的展板文案，这都得益于我和昭通市天麻特产局的专家、博士们的精诚合作，并得到了中共彝良县委、县人民政府的鼎力支持。可以说，我所撰写的"中国·昭通乌天麻博物馆"的展板文案，到建成的中国·昭通乌天麻博物馆，是集体智慧的结晶，非我个人所使然。

2014 年 9 月 18 日，中国·昭通乌天麻博物馆室内装修和文化布展工作正式开始启动，10 月 15 日进场施工，2015 年 10 月 1 日建成。同年，11 月 7 日，由昭通市委书记范华平揭幕开馆，范书记题写了"昭通乌天麻，健康全人类"。该馆是中国第一座以天麻主题的原址博物馆。

中国·昭通乌天麻博物馆，位于云南省昭通市彝良县城东北部小草坝镇的乌蒴岭，距县城 32 公里，距昭通市 103 公里。

中国·昭通乌天麻博物馆为两层砖混仿古建筑结构，陈列展示面积 560 平方米，由 1+6 厅组成：前言厅（序厅）、第一展厅（天麻起源）、第二展厅（天麻功效）、第三展厅（天麻栽培）、第四展厅（天麻文化）、第五展厅（天麻产品）、第六展厅（尾声厅）。该馆以"天麻"为主题，以两千多年天麻药食文化为脉络，以小草坝天麻为抓手，呈献出天麻的前世今生。

2016 年 3 月，经彝良县委、县人民政府批准，将中国·昭通乌天麻博物馆交由"彝良世彭汇实业有限公司"维护管理，并对外开放。

2017 年 5 月，经彝良县委、县人民政府批准，中国·昭通乌天麻博物馆，在 2017 年 10 月 22 日，"2017 年第五届全国天麻会议暨中国（小草坝）天麻产业发展高峰论坛"在云南省彝良县小草坝开幕之际，将中国·昭通乌天麻博物馆正式更名为"中国天麻博物馆"。在此，衷心感谢中国医学科学院药用植物研究所和各界同仁多年来对博物馆的关心、帮助。同时，诚恳希望今后继续大力支持和合作。

丁酉鸡年秋

三　中国天麻博物馆（导游词）

小天麻，大文化。吃天麻，得健康。

尊敬的各位游客朋友们大家好！欢迎你们来到素有"小草坝天麻甲天下""世界天麻原产地""中国天麻之乡"的小草坝，随我体验一次天麻文化之旅。

153

　　我是你们今天的讲解员晓霖，现在我们来到了位于彝良县城东北部，距县城 32 公里的昭通市特色农业天麻科技园。请大家顺着我手势方向，抬头望去，山顶上坐落着一座高 9 米的观景亭，从山门口，由下至上，共有 1299 级台阶。

　　大约二十多分钟，我们登上了天麻山山顶。站在观景亭上，举目四望，方圆三十里，映入眼帘。远方的朝天马，紧邻的乌蒴岭，起伏山峦，收入眼底。此刻，让我想起了杜甫的《望岳》："会当凌绝顶，一览众山小"。呀！那山脉绵延辽阔，青翠山色，一望无际。瞧啊！众多的高山变得那样渺小。

　　看完了风光，领略了美景，我们回到了天麻科技园区四合院。四合院里分布有中国天麻博物馆、天麻研究院、中国天麻文化研究所、商务宾馆和多媒体报告厅等建筑群落。

　　好了，下面就请大家跟随我一起走进中国天麻博物馆。这是一座干混结构的二层庙宇式古建筑，在博物馆的门头上悬挂着一块匾额，匾额上写着"中国天麻博物馆"七个行草大字，据说是由启功学生所书。黑底金字，十分醒目。它是中国第一家以天麻为主题的专题类博物馆。

　　我们开门见山，推门见景，映入眼帘的是一尊镇馆之宝——"牛虎铜案"。牛虎铜案，是两千年前古滇国的国之重器，又是今天云南旅游的标志，也是云南古滇文化的象征。从青铜器的功能上讲，牛虎铜案又称虎牛祭磐或牛虎铜俎，"俎"（音：祖）是古代一种祭祀时盛牛羊、神草等祭品的器具，同时也是一种古代割肉类，切食材用的砧板。"牛"在古滇文化中是一个重要的地域文化要素。同时，它又是滇人的族徽及图腾，它象征着财富和力量。

　　下面请大家随着我的激光笔红点，听我讲述这方汉白玉基座上四幅历史人物故事。

　　我们先看第一幅立面浮雕画，讲述了史前的一天，神农氏发现天麻，天麻无根无叶像箭一样，便取名叫"赤箭"。

第二幅立面浮雕画，讲述了三国时期，诸葛亮平定南中，武侯大军途径小草坝，安营扎寨于"七星营"的故事。东汉时期的小草坝，史载"大草坝"。一千多年前的小草坝方圆百里都是原始森林，瀑布溪谷，草甸湿地。由于气候环境潮湿，加之瘴气肆虐。武侯大军部分将士因水土不服，患上了蛊毒恶气之症，眼痛之疾。当时的夷族（彝族）首领济火就给武侯大军送来了军粮，这其中就有天麻。将士们吃了天麻后很快治好了眼疾，恢复了体力，走出了大山。

第三幅立面浮雕画，描绘了明代医学家李时珍对天麻的论述。李时珍《本草纲目》曰："天麻乃定风草，故为治风之神药。"

转过来我们看到的是第四幅立面浮雕画，汉白玉上采用高浮雕手法刻画了当代天麻之父周铉。20世纪60年代，周铉孤身只影来到了小草坝普及天麻的有性繁殖，他对昭通乌天麻的人工仿野生种植出了贡献，让今天小草坝天麻的声名远波，名扬海外。

接下来，请大家随我走进第一展厅《天麻的起源》。橱窗里是一幅世界天麻分布剪影地图，地图上标出了天麻除了欧洲、非洲、北美洲、南美洲和拉丁美洲外，整个亚洲国家都有天麻分布。

再看中国地图。中国天麻分布较广，出了海南岛不产天麻外，其他所有身份都产天麻。主要产于云南，四川，贵州，陕西，湖北，吉林六个天麻大省。

我们昭通地区，几乎十县一区都有天麻，其中彝良小草坝是世界天麻原产地、中国天麻之乡。从天麻的分类学上看，天麻有四种变型分类：即乌天麻、红天麻、黄天麻和绿天麻。

讲到这儿，请大家回眸一看，橱窗里展示的是用3D技术打印的天麻模型，其中有天麻薹花、箭麻和种麻。大家看了是不是足以以假乱真呢？

好了，就让我们走进天麻的生活史展示区，了解一下天麻的成长过程。其实，都说小草坝天麻好，那么它好在哪里呢？一言蔽之，小草坝天麻生活环境受到四川盆地的暖流与云贵高原的寒流交汇，在这一区域形成了方圆百里昆明准静止锋又称云贵准静止锋气候区域，这个区域恰恰是优质天麻生长的最佳环境，这个地理环境是老天赐予的。

我们知道了小草坝天麻品质佳、味道美，这是得益于得天独厚的气候环境和土壤环境。在这里更值得大书特书的是两位天麻科学家。一位是周铉先生，被誉为"中国天麻之父"；另一位是徐锦堂先生，被称之为中国天麻的集大成者。他们半个世纪以来，对中国南方和北方天麻的种植研究和产业发展，做出了重大的贡献。

下面大家请随我来到第二展厅《天麻的功效》。展厅里采用淡彩人物画的艺术形式，集中展示了历代九位医圣、医家及他们的本草文献。在若隐若现的古琴背景音乐中，在惟妙惟肖的人物橱窗里，我们可以生动形象一览"九圣"撰写的本草文献。大家知道吧，这一本本翻开的本草文献，其实是采用玻璃钢铸模而成，再经过仿古做旧处理，是不是很像一本本褶皱发黄的医书古籍，模仿得非常逼真呀？！

从天麻的药理作用上讲，天麻具有改善记忆、治老年性痴呆、治高血压和抗风湿、抗癌症、抗衰老、抗抑郁等作用。就小草坝天麻而言，小草坝天麻经中科院昆明植物研究所、中科院药用植物研究所等分析测试，天麻素含量均远远超过0.20%。更重要的是小草坝天麻多糖含量比其他产区含量高。这就是小草坝天麻品质佳、味道美，医学临床明显的重要原因。

好了，请大家跟随我走上二楼，穿过栩栩如生的 3D 天麻情景楼道走廊，来到了鸟语花香的第三展厅（天麻栽培），在且听且行。不经意中我们走进了第四展厅（天麻文化）。

在天麻文化厅里，采用故事人物＋彩绘的艺术手法，讲述了天麻的药食文化。在今天看来，"小草坝"不仅只是一个彝良县的辖镇地名，它已经成为了"贡麻天朝之乡""世界天麻原产地"的一个代名词，它属于中国，更属于世界。其实，二百多年前就是这样的，二百多年后依然是这样。这话还得从清朝乾隆年间说起。

《叙州风物志》记载：早在清乾隆五十年（公元1785年），正值乾隆皇帝寿辰。这年，四川宜宾知府为了向皇上献媚。派心腹到小草坝采购天麻，朝贡高宗爱新觉罗·弘历。《叙州风物志》曰："贡天麻为叙府之要务，每年派员从乌蒙（今昭通）之小草坝购得，马帮入川，载以官船，直送京都，皇上分赠诸臣，文武要员以获此赏为荣。"

1935年初，"云南王"龙云被蒋介石任命为"第二路军总司令"，对路过贵州、云南的红一方面军防堵追击。5月10日，蒋介石和宋美龄亲自来到昆明督战。在昆期间，龙云在自己的公馆设天麻宴招待蒋介石和宋美龄。

1972年2月21日上午11点30分，美国总统尼克松乘坐的"空军一号"飞机降落在北京机场，开启了破冰之旅，中美交往的大门终于被打开。这标志着中美关系一个新时代的开始。

尼克松还没有走下舷梯，他就像周恩来伸出了手。周恩来说："总统先生，你把手伸过了世界最辽阔的海洋来和我握手。我们两国已经有25年没有交往了啊！"

来到北京，走进人民大会堂国宴厅，尼克松品尝了周恩来总理为他特设的国宴，国宴上还增补了由毛泽东主席的主厨云南昭通籍滇菜大师彭正芳专门为美国总统烹制的一道热菜——云南名菜"天麻汽锅鸡"。

传说，尼克松总统吃了"天麻汽锅鸡"这道美味佳肴后，面对周恩来总理诙谐地说道："总理先生只要有天麻汽锅鸡给我吃，我愿意签署任何文件。"当然，传说只能是传说。

拓展一点说，1959年，彭正芳被选派到钓鱼台国宾馆为中外来宾做菜。1962年，彭正芳进入中南海成为毛泽东的厨师，为毛泽东主厨14年。

看来，小草坝天麻的名气大得很呀。当然，名气大，自然有名气大的道理。走进石门关，驻足"五尺道"旁，我们不得不提一个人，他是英国的传教士叫伯格理。

1887年，23岁的柏格理远涉重洋走进昭通，后又来到了石门坎和小草坝一带传播西方文化。乌蒙山区，因气候寒湿，蛊毒肆虐，他患上了眩晕头痛症。当地的苗民炖了一碗天麻汤给伯格理喝，伯格理喝了天麻汤之后很快清醒了过来。数年后，伯格理把小草坝的天麻带回了自己的故乡让亲朋好友一起分享。1917年，在伯格理逝世后的第三年，英国与海外圣经公会印刷和出版了花苗文字的《新约全书》，并印制了"东方地图"，并在地图上的中国云南昭通地界内清晰可见地标出了一个小圆点，圆点下用英文标注出了"小草坝"三个字，以表示伯格理对小草坝天麻的特别关注。

由此可见，二百多年前，小草坝就名副其实地成为了"贡麻天朝之乡"。一百多年前，"小草坝"这三个方块字，就深深嵌入大不列颠"东方地图"。从此，小草坝天麻不仅属于昭通，属于彝良，属于中国，更属于全世界。打那以后，小草坝天麻甲天下，声名鹊起，享誉五洲。

请大家回眸一看，这是一条千年驿道，史称"五尺道"。古道青石板上的马蹄窝里，讲述着"南方陆上丝绸之路"的故事。述说了"驮不完的昭通，填不满的叙府"。一位彝族作家吉狄马加在过豆沙关时曾这样感叹道："只有在这里石头能看见时间的深度，并且能听见永远无法听见的永恒的回声。"这首诗讴歌的就是秦、汉、唐、宋、元、明、清时期

158

的五尺道。

来到"五尺道"的尽头，我们在不经意间看到的是一幅两千多年前以小草坝为主题创作的《农耕田园》油画，油画里的地理风貌，就是今天小草坝的"花田溪谷"。遥想两千多年前，夷人在这里逐水草而居，耕作畜牧；两千年后，我们在这里伴溪谷拥花田，在天地间与自然和谐相处。

告别了"五尺道"，我们来了天麻艺术厅。注目扫视，放眼开来。由昭通籍艺术画家戚发旭创作的一幅色彩艳丽，画笔奔放，主题鲜明的《全境小草坝》长卷油画，让人一目美景山晓。再回眸望去，画廊中展示了著名画家黄河的大写意《小草坝四景图》，以及省内画家黄甦的《斋居图》。

好了，欣赏完艺术家们的油画、国画，在这里我重点给大家解读一首，被誉为"诗魔"的唐代诗人白居易所写的天麻诗《斋居》，诗人在自己的《五言律诗》中所说的"赤箭"，其实就是天麻。这首诗描写出了白居易的修身之道和天麻情怀。下面就让我们一道来欣赏白居易的《斋居》，我们先解读前四句："香火多相对，荤腥久不尝。黄耆数匙粥，赤箭一瓯汤。"这意思是说，诗人修身养性已经一个多月了，连一点荤腥都没有吃，每日吃的是黄耆粥，喝的是天麻汤。再看诗句意境诗人盘腿而坐，素食而居，看着香火感慨道："厚俸将何用，闲居不可忘。明年官满后，拟雪买堆庄。"是啊！自己金钱再多又当何用呢？等到明年退休了，自己要在有冰雪雨雾的天麻山上盖一座别墅，安度晚年。我们不妨试想一下，当年白居易在天麻山上所建的别墅，应该就叫"香山别墅"吧，因为晚年的白居易号称自己是"香山居士"呀！当然，这只是一种推测罢了。

在短短的二十多分钟里，我们走马观花似的参观了中国天麻博物馆，知道了天麻的前世今生，懂得了品天麻，就像品人一样。生活中，你要想认识一个人，就得用心去了解他、认识他、交往他。当然，品天麻也就得身临其境地去了解天麻，认识天麻，体验天麻。

东边日出，西边雨。

今天，天麻不再是皇亲国戚，帝王将相的养生品了，它已经走入了千家万户，端上了老百姓的餐桌。俗话说："百闻不如一见，百味不如一尝"。那么，欢迎大家走进小草坝，见识乌蒙神草，品味小草坝天麻。

最后，祝愿大家在小草坝旅游期间，身体健康，心情愉快！

四 中国·小草坝天麻文化研究所（简介）

中国·小草坝天麻文化研究所（以下简称"研究所"）。研究所是一个实体性的文化专业研究机构，它集天麻文化研究、民族民间医药研究、天麻文化交流、天麻影视创作、天麻人才培养、小草坝天麻产业认证及开发于一体。

（一）研究所的任务

研究所以"中国天麻博物馆"为支撑，弘扬中国两千多天麻药食文化，为昭通天麻产业注入新的文化活力，搭建新的交流平台，推动昭通天麻产业做大做强持续发展，提升昭通乌天麻在全国，乃至世界的知名度。

（二）研究所的宣传语

"小天麻，大文化""小草坝天麻甲天下""小草坝世界天麻原产地"。

（三）研究所的主要职责

（1）从事天麻文化研究、天麻产业战略研究、天麻产业商务会展和经济社会可持续发展相关研究，积极推进研究成果转化。（2）坚持以文化研究为中心，科研与教育并举，出成果与出效益并重，紧密结合本地区的天麻科研工作，以及科普活动。（3）为本地区政府天麻产业宏观决策提供咨询建议，对重大产业科技问题发表学术见解与评议。（4）广泛开展国内外天麻文化合作与交流，成为具有重要国际影响的综合性科研机构和对全国科学家开放的国家天麻文化研究基地。（5）履行民营办所的职责，承办当地政府交办的其他工作。

（四）研究所的宗旨是。

旨在成为一个具有与天麻为主题的国际先进水平的文化与科学研究基地，文化与产业合作基地，文化与会展交流基地，成为世界天麻思想库，国家天麻文化库，天麻遗传基因库，成为国家具有知名的天麻文化研究专业机构。

（五）研究所的办所方针。

面向国内外天麻产业战略需求，面向世界天麻文化前沿，挖掘整理天麻文化，弘扬民族民间医药，为昭通经济建设及本地区天麻产业可持续发展不断做出基础性、战略性、前瞻性的重大创新贡献。

（六）研究所的所长职责：

（1）完成上级主管部门交给的各项天麻文化研究任务，出版与天麻文化有关的文献、书籍，提升研究所的学术水平及在国内外的知名度。（2）负责研究所的学科建设，主持制定中长期研究任务。（3）组织国内外天麻文化交流活动和天麻产品宣介活动。（4）负责研究所的管理工作和财务预决算，多渠道筹集研究资金。（5）履行负责人职责。

研究所的运作方式。研究所的研究经费在当地政府给予的基本研究经费的基础上，争取得到天麻行业的资金支持。研究所财务推行"独立核算、自主经营、自负盈亏"的经济方针，实行企业化管理原则，按照经济规律办所。

第二节　天麻特色小镇

2014 年，"特色小镇"这一概念，首次在杭州西湖区南部的云栖小镇被提出。

2016 年，国家住建部等三部委开始主导力推，这种在块状经济和县域经济基础上发展而来的创新经济模式，是供给侧改革的浙江实践。

2017 年 8 月 28 日，在国家住建部等三部委公布的第二批全国特色小镇名单中，云南有 10 个小镇入选，其中，"世界天麻原产地"的小草坝镇名列在内。

今天的小草坝，不仅只是一个彝良县的辖镇地名，它已经成为了"贡麻之乡""世界天麻原产地"的一个代名词，它属于昭通、属于中国，更属于全世界。

小草坝特色小镇，发展是特色"资源"；核心是特色"产业"，灵魂是特色"文化"。下面我们从天麻特色小镇＋特色资源＋特色产业＋特色文化这三个方面来诠释天麻特色小镇的魅力所在。

一　天麻特色小镇＋特色资源

这里的特色资源，美其名曰，就是指小草坝声名远播的森林资源。

在小草坝，一年四季都可以找到乐趣，赏得景致。春赏花，夏观瀑，秋采叶，冬踏雪。小草坝距昭通市彝良县 32 公里的小草坝原始森林，是滇、川、黔乌蒙山区最大的一片绿洲，是云南价值连城的一块翡翠，是昭通彝良县野生的省级风景名胜区和国家级自然保护区。小草坝自然保护区景区占地面积 163 平方公里，横跨两县（彝良县、盐津县）四乡镇（小草坝镇、两河镇、龙海镇、庙坝乡）。集原始森林、河流奇峰、瀑布叠水、池塘石林等景观为一体。在这里，遮天盖日的竹海森林，星罗棋布的瀑布溪流，灵翠亘古的山峦，以雄、奇、险、幽、秀取胜。它不仅植被、生物种类多样，且珍稀动植物繁多，既有高等植物1200余种，还有野生脊椎动物96种。另外，自然保护区，集自然风光、人文历史、科考探险及苗、彝民族风情等文化景观于一身。在这里，散布着啼血杜鹃的花影，武侯济火盟约的遗迹，玄奘取经西去的誓言、伯格理天麻的情缘、天麻之父周铉的足迹，千年古道的足音。

小草坝得天独厚的森林动、植物资源，变化多姿的四时、四季景观，鬼斧神工的自然、地理景观，内涵丰富的传统文化神韵。这一切，使小草坝如仙乡秘境一般神秘莫测、令人神往。

青青小草坝，仙乡秘境中。谁都憧憬仙境，可谁也没有见过仙境。但是，当你走进小草坝仙乡秘境，见识到它的神姿与灵性，你会体验到视觉的饕餮。心灵的按摩。行为的体验。你会感叹道：啊！这里就是桃源仙境。

无论是从旅游观光、户外运动、养生度假，科考探险者短时间徒步穿行低纬度高海拔原始长绿阔叶森林，游历大自然造化秘境视角来讲，还是从奇山、奇水、奇瀑、奇洞、奇石配以奇特的森林植物景观，给人寻幽猎奇的好奇心出发，小草坝都应该是最理性选择的旅游线路的绝佳选择。我们有理由相信，小草坝将以其鲜明、独特的吸引力而成为21世纪云南旅游的一颗璀璨的明珠。

二 天麻特色小镇＋特色产业

特色产业。恰如其分地说，就是指小草坝闻名遐迩的天麻产业。

（一）小草坝天麻产业发展战略

近年来，彝良县按照保护优先、控制规模、策划创意、规划引领积极发展的理念，坚持野生优质种质资源保护，优质良种繁育、标准化基地种植，研发、加工同步推进，有序发展天麻产业，取得了丰硕成果。

2016年12月，以小草坝天麻为主的有机产品天麻示范区创建，并通过国家认监委验收，成为全国第二批、云南第一家国家有机产品认证示范区，2016年全县实现天麻产值16亿元。

砥砺前行，十年奋进。彝良县天麻产业取得举世瞩目的成绩，建成了以天麻为主题的"中国天麻博物馆"，召开了第五届全国天麻会议，出版发行了"小草坝天麻甲天下"纪念邮折。全县天麻产业已迈出实质性步伐，通过建立系列长效机制，全面规范天麻生产、加工等环节技术要求和标准，千方百计确保天麻产业持续健康发展，力争到2020年实现天麻产业总产值50亿元以上。

（二）小草坝天麻产业链不断延伸

值得一提的是，目前小草坝培育有机天麻种植、加工、交易的企业有4家、省级龙头企业有2家、小草坝天麻专业合作社有35家；2016年，好医生药业集团"小草坝双乌天麻产业园"、彝良世彭汇实业有限公司"小草坝天麻国际交易中心"、乌蒴岭天麻科技产业园"两菌"厂已经相继开工建设。小草坝天麻精深加工及仓储、物流、交易等迈出了历史性步伐，将谱写天麻产业发展的新篇章。

（三）天麻产业发展成效显著

彝良县委、县政府把天麻作为农民增收致富的支柱产业和拉动县域经济发展的重点产业来培植，县财政每年预算1000万元作为产业扶持资金，采取"公司＋协会＋基地＋大户"的产业化发展模式，坚持以科技为支撑、基地为基础、协会为纽带、"两菌"适用技术推广为核心，通过制定天麻产业发展意见、天麻生产管理办法等，强化天麻种植认证工作，推进天麻种植向 GAP 标准化、基地化、规范化、规模化、科技化、产业化方向转变，促进了天麻产业的可持续发展，天麻产业已成为彝良最具特色和开发潜力的产业。

小草坝天麻产业助推脱贫攻坚，开启脱贫攻坚新路子。小草坝镇天麻累计种植面积 3.5 万亩，新种植 8000 亩；天麻菌材林种植 6000 亩，累计种植天麻菌材林 6.5 万亩。2017 年可上市并且目前正在上市天麻有 1.3 万亩左右，每个赶集日天麻交易量都在 20 吨以上。天麻总产值 2.52 亿，净收益 1.32 亿元。全镇人口 8695 户 26632 人，其中建档立卡贫困人口 2228 户 7127 人。小草坝镇 6 个村都适合天麻种植，每个村都大力发展天麻产业，大力扶持建档立卡贫困户种植天麻，天麻产业已成为农民脱贫致富的主要渠道，天麻产业已成为小草坝最具特色和开发潜力的产业。做大做强天麻主导产业，把天麻研发、种植、加工、销售与乡村旅游和休闲养生有机结合，形成特色鲜明、产城融合、优势互补的天麻旅游特色产业，天麻产业已成为小草坝镇脱贫攻坚的引擎。

三　天麻特色小镇＋特色文化

这里的特色文化，毋庸置疑地讲，就是指小草坝举世闻名的天麻文化。

小天麻，大文化。

清乾隆年间，小草坝天麻瑞贡天朝，小草坝成为了"贡麻之乡"。一百年前，小草坝天麻名扬英伦，小草坝成为了世界天麻原产地。今天，小草坝建成"中国天麻博物馆"，目前正在紧锣密鼓地建设"三库"，即"世界天麻思想库""中国天麻文化库""天麻遗传基因库"，小草坝乌蜡岭天麻科技产业园成为了"中国天麻文化圣地"。

蜀汉建兴三年（公元 225 年），诸葛亮三路大军南征，史称平定南中。庲降都督李恢的中路军，从驻地平夷县（今贵州毕节）沿小路进入夷地，走白水江，来到瘴雨蛮烟之地的大草坝（今小草坝）。蜀军将士长途跋涉，因水土不服，患上了蛊毒恶气之疾，安营扎寨于"七星营"休整。一天，夷人（彝族）首领济火（夷名"妥阿哲"）来到今小草坝一带亲迎蜀军，看到了部分将士患上了头痛、眼疾之症，随后济火给诸葛亮大军送来了天麻，这种叫"赤箭"的植物块茎，能消除蛊毒恶气，又有明目之功效，将士们吃了济火送来了天麻后，很快治愈了头痛和眼疾，恢复了体力，走出了大山，完成了迂回益州郡（今云南东部），占领孟获的根据地，切断孟获援高定军的退路，为诸葛亮顺利平定南方奠定了基础。

据《叙州风物志》记载：早在清乾隆五十年（公元1785年），正值乾隆皇帝寿辰。这年，四川宜宾知府为了向皇上献媚。派心腹到小草坝采购天麻，朝贡高宗爱新觉罗·弘历。《叙州风物志》曰："贡天麻为叙府之要务，每年派员从乌蒙(今昭通)之小草坝购得，马帮入川，载以官船，直送京都，皇上分赠诸臣，文武要员以获此赏为荣"。

《彝良民俗志》曰："早在清乾隆五十年（1785年），四川宜宾知府派人来彝良小草坝采购天麻给皇帝祝寿"。

在伯格理逝世后的第三年，也就是1917年，英国（海外）圣经公会印刷和出版了花苗拼音文字的《新约全书》，并印制了"东方地图"，在地图的亚洲板块上中国云南昭通地界内清晰可见地标出了一个小圆点，圆点下用英文标注出了"小草坝"三个字，以此表示伯格理对昭通小草坝天麻的特别关注。

1972年2月21日上午11点30分，美国总统尼克松乘坐的"空军一号"飞机降落在北京机场，开启了破冰之旅，中美交往的大门终于被打开。这标志着中美关系一个新时代的开始。

尼克松还没有走下舷梯，他就向周恩来伸出了手。周恩来说："总统先生，你把手伸过了世界最辽阔的海洋来和我握手。我们两国已经有 25 年没有交往了啊！"

来到北京，走进人民大会堂国宴厅，尼克松品尝了周恩来总理为他特设的国宴，国宴上还增补了一道由毛泽东主席的主厨昭通籍滇菜大师彭正芳，专门为美国总统烹制的一道云南名菜"天麻汽锅鸡"。

由此可见，二百多年前，小草坝就名副其实地成为了"贡麻之乡""世界天麻原产地"。一百年前"小草坝"这三个字，就深深嵌入大不列颠"东方地图"。从此，它不再属于昭通、属于彝良，它属于中国，属于世界，属于全人类。打那以后，"小草坝天麻甲天下"声名鹊起。

四　天麻特色小镇发展战略

小草坝特色小镇，将以天麻产业为龙头，以天麻文化为软实力，以高原特色生态农业为抓手。大力发展特色天麻产业集群，辅以发展生态养生旅游、度假观光旅游、天麻主题体验旅游，促进小空间大集聚、小平台大产业，实现一二三产联动发展和产镇融合发展，着力打造全国天麻种植加工交易基地、全国天麻养生度假休闲基地、全国天麻文化旅游观光基地，全国天麻文化圣地、中国天麻硅谷，建设主导产业发展特色突出、天麻文化底蕴丰厚、人居环境质量持续提升的天麻特色小镇。

建设中的小草坝天麻小镇，位于云贵川渝三省一市中心位置，与昆明、成都、重庆、贵阳的距离均在 450 公里左右；贯穿小草坝镇南北的彝牛二级公路正在按全路域旅游标准进行改造，渝昆高铁即将启动建设并在彝良县城设站，加之宜昭、卢昭高速的启动建设，未来交通更加便捷。

2017 年，为加快推进彝良小草坝天麻小镇建设，推动天麻产业和旅游产业发展，彝良县委、县人民政府决定广泛招商引资，开辟新渠道，采取独资或合资方式，新建小草坝天麻特色小镇。在建设天麻特色小镇的问题上，要以"做大做强，彰显特色，形成支柱"为目标，以共享经济为引领，按照生态资源＋产业＋文化的创新思路，扎扎实实推进天麻特色小镇的建设。

第三节　天麻硅谷

1955年，以惠普为首的7家高科技公司入驻斯坦福工业园区，到1980年，整个研究区的265公顷土地，被90家公司的25万名员工占据。伴随着斯坦福工业园区的土地全部租空，更多的新企业开始围绕工业园区的周围，建设办公楼和厂房，一个被人们称之为"硅谷"的高科技产业聚集地形成了。

一　硅谷概念由来

硅谷一词，最早是由加利福尼亚企业家Ralph Vaerst创造的，但却是由Ralph Vaerst的朋友Don Hoefler在一系列关于电子新闻的标题中第一次使用的。1971年的1月11日首次开始被用于《每周商业》报纸电子新闻的一系列文章的题目——美国硅谷。"硅"一字，则与高纯度的硅所制造的半导体及电脑相关。"谷"一字，则是从美国加州圣塔克拉拉谷得来。

一个世纪之前，硅谷是一片果园和葡萄园，但是自从国际商用电器公司、苹果公司和谷歌公司总部等高科技公司在这里落户之后，这里就成为了一座繁华的市镇。在短短的十几年之内，硅谷出了无数的科技富翁。

　　硅谷的主要区位特点是以附近一些具有雄厚科研力量的美国顶尖大学为依托，主要包括斯坦福大学 (Stanford University) 和加州大学伯克利于分校 (UC Berkeley)，同时还包括加州大学其他的几所校区和圣塔克拉拉大学等。

　　斯坦福大学临近硅谷，是世界著名的私立研究型大学。斯坦福大学不是一个象牙塔，它是一所盛产企业家的大学。斯坦福大学为硅谷的形成和崛起奠定了坚实的基础，培养了众多高科技公司的领导者，这其中就包括：1964 年，菲利普奈特创办的耐克公司。

　　1981 年，罗技公司成立于瑞士，随后主要生产厂商转移到美国硅谷。罗技通过鼠标，将计算机与人们更紧密地联系在一起。

　　1982 年，Sun 公司，也叫美国太阳微系统公司，它诞生于斯坦福大学。Sun 公司 1986 年上市，在硅谷确立了与微软、惠普、思科一样的江湖地位，成为整个 IT 界屈指可数的最大玩家之一。

　　1984 年，莱昂纳德波萨克和桑德拉勒那创办的思科公司。

　　1995 年，杨致远和大卫·费罗创办的雅虎公司。

　　1998 年，拉里·佩特和谢尔盖·布林创办的谷歌公司。

　　斯坦福大学的校友涵盖了 30 名富豪企业及 17 名太空员。今天世界上至少有 5000 家公司，其创办者都是来自斯坦福大学的教授和学生。根据《福布斯》2010 年盘点的亿万富翁最多的大学，斯坦福大学亿万富翁多达 28 位，仅次于哈佛大学。

　　在美国硅谷，资本引领着创新的力量。网景、雅虎、贝宝、特拉斯等这些硅谷传奇公司，都是在位于硅谷门罗公园内的巴克餐厅里获得了资本，从而开始书写自己的辉煌。在巴克餐厅里的食客中，他们也许是企业家、科学家，也许是金融家、投资者。正是他们的结合，让创新插上了资本的翅膀。可以说，巴克餐厅见证了硅谷的创新历史，成就了数以千计的创业传奇。

硅谷（Silicon Valley）成为了一个地理概念，一个企业家精神的代名词，而且更是成为了高科技事业云集在美国加州圣塔克拉拉谷的一个别称。现在人们经常用"硅谷"这个词来形容某个地方是高科技公司云集的地方。譬如：中国的"硅谷"，指深圳、中关村，而中国的"天麻硅谷"，则是指小草坝。

创新传奇的硅谷，已经成为了当今电子工业和计算机业的王国。硅谷位于旧金山南端从帕洛阿尔托到首府圣何塞一段长约 25 英里的谷地。

二　硅谷发展模式

在硅谷，繁荣来自市场。加州政府的理由是，只有促进人才流动，加强公司之间的竞争，才能带来长期的技术进步。美国计算机历史博物馆研究院戴维斯是一位研究硅谷历史的专家，从硅谷模式看硅谷发展时，戴维斯认说："据我所知，斯坦福影响了 29000 家公司，它虽然没有发明许多东西，但它提供了这种创新的氛围，它培育人才，这些人带着创新的点子创立公司。"

1995 年 8 月 9 日，硅谷一家创始资金只有 400 万美元的小公司——网景，在华尔街上市几个小时后，瞬间成了 20 亿美元的巨人公司。

从 1996 年开始，硅谷每五天就有一家公司上市，每天都会新增 62 位百万富翁。90 年代末的硅谷，无论是在校学生还是毕业生，只要你拥有一个关于互联网的创意，就能轻松得凭借一份企划书，获得可观的投资。

硅谷的迅速崛起，仅仅只有几十年的时间。硅谷所开创的高技术区已成为高技术研究开发的一种重要形式，被称作硅谷发展模式。

硅谷发展模式的特点是，以大学或科研机构为中心，以科研与生产相结合，科研成果迅速转化为生产力或商品，形成高技术综合体。

今天，在这个不到美国国土面积万分之一的圣塔克拉拉谷狭长地带上，吸引了来自世界各国多达百万的科技人员，近千名美国科学院院士在硅谷任职，其中包括近百名诺贝尔奖、图灵奖和香农奖的获得者。其实，这就是硅谷的发展模式。如今，硅谷已经成为全世界寻找创新的模板，各国政府都希望可以借鉴硅谷，塑造本国家的硅谷。

三 霍金与硅谷

2012 年 6 月 19 日晚，当霍金被工作人员推着轮椅走过长长的过道，出现在硅谷库伯蒂诺剧场的灯光下时，超过千名观众起身鼓掌，献给这位跟渐冻人症抗击了超过 50 年的物理学家，20 世纪享有国际盛誉的伟人。

那晚，霍金教授给硅谷的听众们讲述的主题是"黑洞之外"。他告诉大家，黑洞并不像人们所想象的那么"黑"，物体有可能逃离黑洞，甚至通过黑洞到另一个世界。

1997 年，英特尔公司联合创始人高登·摩尔在一次会议上碰到霍金，并且询问他，是否愿意尝试英特尔的技术，当即霍金点头答应了。从那以后，英特尔开始为霍金提供定制版电脑和技术支持，英特尔让霍金与外界的交流快捷了很多。

但是随着霍金渐冻症恶化，他仅仅只能依靠脸部肌肉的小幅运动来表达自己，这对一位科学家来说是一件极为不信的事。2008 年，霍金的助手再次向英特尔公司联合创始人高登·摩尔求助，给他写了一封信："英特尔可以帮助我（霍金）改进语言的输入速度吗？

摩尔接到霍金的信后，立刻组织了自己硅谷的核心技术人员前往剑桥大学，其中包括英特尔预测计算机实验室的主管 Lama Nachman，他们带去了当时硅谷最前沿的面部识别、眼球追踪和脑机交互等技术。英特尔技术团队先是在霍金原有的用户界面上做了一些改变，包括增加了后退按钮，预测算法，后续单词导航等，这些改变帮助霍金解决了用户体验上最大的麻烦——"按错键"。然后，英特尔技术团队又进一步研究，给霍金录下成千上万小时的视频，观察他输入时候的每一个动作，神态，感受，从最细节的点出发，最终做出了属于霍金的输入系统。此前，霍金打开一个文档要花费4分钟，后来，英特尔技术团队让时间减少到10秒内。英特尔研发的微处理器带来的计算机和互联网革命，改变了整个世界，改善了霍金使用三指科研的生活。

霍金晚年还携手硅谷探索外星。在霍金人生的最后几年，他仍然是一名远见者，只是他把目光从浩瀚星河转向了人类的未来。霍金不止一次在主题演讲中表达了对人类未来的忧思。但乐观的他也在积极寻找解决办法，其中一个重要计划就是：突破摄星（Breakthrough Starshot），目标是让星际旅行变成现实，探索人类在其他星球上生活的可能。

硅谷知名投资人 Yuri Milner 提供1亿美元支持这个计划。Milner 除了以投资 Facebook、Airbnb、阿里巴巴、小米等公司知名外，本身也是一位理论物理学家。

四 天麻硅谷

天麻硅谷（Elata Silicon Valley），也叫小草坝天麻硅谷。天麻硅谷，位于昭通市彝良县被誉为"世界天麻原产地"的小草坝镇，分布在一条15公里狭长的丘陵山谷地带。

天麻硅谷，指以天麻产业创新、产品研发和天麻文化研究云集的高科技、大文化区域。

天麻硅谷，以小草坝乌蔹岭天麻科技产业园区为总部；

以天麻国际交易中心为科技小镇；以小草坝林厂、朝天马林区为产业基地；以小草坝镇为物联中心。

天麻硅谷，是当今中国重要的天麻产业创新研发基地，也是中国知名的天麻产业集中地，天麻科技聚集区。

必须提及，小草坝天麻硅谷是中国天麻产业创新、产品研发的摇篮，是中国天麻科技产业聚集区的代名词。

五　建设中的天麻硅谷

（一）现在以落户天麻硅谷的企业

1. 中国天麻博物馆

2. 中国·小草坝天麻文化研究所

3. 中国·小草坝天麻种质资源保护与利于研究院。研究院下属机构：

(1)"天麻三库"（世界天麻思想库、中国天麻文化库、天麻种质资源库）；

(2)中国·小草坝天麻种质资源保护与利于研究院学术委员会；

(3)中国·小草坝天麻种质资源保护与利于研究院院士站、博士点。

4. 彝良世彭汇有限公司天麻两菌研发生产基地

5. 小草坝天麻国际交易中心

6. 云南好医生小草坝双乌天麻产业园

（二）拥有现在，展望未来。

"十三五""十四五"时期，以小草坝天麻国际交易中心为产业区块，打造科技小镇和创客小区，逐步引进大专院校、科研机构、高新企业、生物制药企业，以及软件开发，动漫制作等电子高新产业。

六 构建中的"天麻三库"

天麻三库,指小草坝是世界天麻思想库、中国天麻文化库、天麻遗传基因库。

一库:2017年5月,由重庆市集邮公司出品,中国邮政集团总公司批准发行的《小草坝天麻甲天下》、纪念《东方地图》出版一百周年邮折,纪念邮折的发行向世人宣告:小草坝是世界天麻原产地、小草坝天麻甲天下。这表明了小草坝是世界天麻思想库的体系初见雏形。

二库:随着《中国天麻博物馆》升级改造完成,《天麻文化》(珍本藏)一书的出版,小草坝是中国天麻文化库的体系基本建立。

三库:2017年11月,彝良世彭汇实业有限公司与云南大学"云南生物资源保护与利用国家重点实验室"达成研发共识,将紧密合作在小草坝乌蒴岭天麻科技产业园区,共建天麻遗传基因库,建设天麻"两菌"研发产生基地。

第四节 互联网时代

互联网时代的大数据、云计算、万物互联和人工智能,让传统的商业模式受到了前所未有的冲击,然而,冲击冲出了创新,只有创新才会发展。互联网时代是一个创造新价值的时代。互联网催动了人类一场新的迁徙,由传统社会向网络化生存的"新大陆"的一次集体迁徙。

(一)互联网声音

美国《连线》杂志创始主编凯文·凯利说:"互联网时代是一个关联的时代,在这个时代中,我们会由一种个体变为一种集体。我认为,在互联网时代中,我们通过结合把自己变为一种新的、更强大的物种。"

美国《纽约时报》专栏作家托马斯·弗里德曼说："互联网形成了一个平台，使得现在个人能够以个人的形式采用全球行为。这就是这个时代的新鲜事物。世界历史上第一次，个人可以创办一家公司，并且从第一天开始，就实现全球化。"

搜狐公司董事局主席、兼首席执行官张朝阳说："如果蒸汽机发明导致的工业革命，互联网是技术的突破，社会沟通效率的飞跃，更是一场人类社会的变革。特别是在转型期的中国，网络极大推进了改革开放、市场经济和自由竞争推进了国家法制化和社会公平化。"

2015 年 3 月 5 日上午，中华人民共和国第十二届全国人民代表大会第三次会议在人民大会堂开幕。会议上，李克强总理在政府工作报告中首次提出"互联网＋"行动计划。该说法一经提出，立刻激起千层浪，众学于 5 日中午，在"创新 2.0 研究群"中展开了热烈的讨论，其观点众说纷纭。我个人认为，"互联网＋"新概念提出的背景与思路，有点类似美国的工业互联网理念。"互联网＋"是希望用国内相对优质与国际领先的互联网力量去加速国内相对落后的制造业的效率、品质、创新、合作与营销能力的升级，以信息流带动物质流，也会与习近平总书记提出的"一带一路""两廊一圈"整体战略相结合，推动整体产业的国际影响力。

2017 年 12 月 3 日，第四届世界互联网大会正式在浙江乌镇拉开帷幕。本届大会的主题是"发展数字经济促进开放共享——携手共建网络空间命运共同体"。国家主席习近平为第四届世界互联网大会发来贺信，并在贺信中指出："中共十九大制定了新时代中国特色社会主义的行动纲领和发展蓝图，提出要建设网络强国、数字中国、智慧社会，推动互联网、大数据、人工智能和实体经济深度融合，发展数字经济、共享经济，培育新增长点、形成新动能。"

2018 年 4 月 20 日至 21 日，国家主席习近平在全国网络安全和信息化工作会议上强调：网信事业代表着新的生产力和新的发展方向，应该在践行新发展理念上先行一步，围绕建设现代化经济体系、实现高质量的发展，加快信息化发展，整体带动和提升新型工业化、城镇化、农业现代化发展。要发展数字经济，加快推动数字产业化，依靠信息技术创新驱动，不断催生新产业、新业态、新模式，用新动能推动新发展。要推动产业数字化，利用互联网新技术、新应用对传统产业进行全方位、全角度、全链条的改造，提高全要素生产率，释放数字对经济发展的发达、叠加、倍增作用。要推动互联网、大数据、人工智能和实体经济深度融合，加快制造业、农业、服务业数字化、网络化、智能化……建设 21 世纪数字丝绸之路。

（二）互联网的诞生

互联网（英语：Internet），又称网际网络，或音译因特网 (Internet)。互联网始于 1969 年美国的阿帕网，是网络与网络之间所串连成的庞大网络，这些网络以一组通用的协议相连，形成逻辑上的单一巨大国际网络。1969 年，美国国防部高级研究计划局（ARPA）主持研究 ARPAnet，把在美国几个地方的计算机用电信传输网连起来共享计算能力。这一实验证明，只要计算机接口语言一致，就可以实现相互登录计算，从而揭开了计算机通信的大幕。

最初的阿帕网，只在美国 4 个大学设立了它的节点。一年以后，阿帕网扩大到 15 个节点。众多的计算机跑步般地被织入网络，平均每 20 天就有一台大型计算机登录网络。1973 年阿帕网跨越大西洋，利用卫星技术与英国、挪威实现连接，世界范围的登录开始了。1983 年 1 月 1 日，TCP／IP 成为人类至今共同遵循的网络传输控制协议。1987 年 9 月 20 日 20 时 55 秒，按照 TCP／IP 协议，一封以英德两种文字书写，意为"跨越长城，走向世界"的电子邮件，从中国到达德国。

我国是从 1994 年 4 月 20 日，中国实现了与互联网的全功能连接，成为接入国际互联网的 77 个全功能接入互联网的国家。1995 年，中国电信开始启用公用互联网（CHINANET）对公众提供互联网服务。互联网诞生至今 43 年，我国有互联网仅 23 年。

互联网发展到今天，其实就是人类社会、计算机、物理世界的三元融合。信息服务进入普惠计算机时代，人类进入信息时代，这是划时代的大事。在工业社会时代，蒸汽机、电力解放人们的手脚，从而提高了生产效率，解放了生产力；在信息社会时代，互联网解放人的大脑，更进一步促使生产力发展。现在，人们手握一个智能终端，随时随地可以获得一个所需的解决方案。随着语音识别及语音输入的应用，人类与计算机联动更紧密，人类生产活动更方便灵活。由此产生出了千变万化的互联网＋行业：

1. 互联网＋商业，对接形成"电子商务"。它改变传统的工业产品生产方式和流通习惯。以前是批量生产到流通批发再到市场零售，用户只能按已有商品去选择。互联网时代可以变成商品生产的个性化，消费者在网上定制，商品通过电商被准确送达，传统的商场变成样品店。

2. 互联网＋装备工业生产，对接形成了"工业打印"（3D打印技术）。它将改变传统生产方式，将原材料、生产部件组装整机形成一个从小到大的封闭系统车间。初期，经过单个信息化过程引入计算机设计，计算机控制生产流水线；进入全球互联网时代，整个生产可以在全球范围进行部件生产，生产效能高度规模化，产品可到用户端组装。

3. 互联网＋社交，对接形成了"新媒体"。新闻业的围墙正在坍塌，每个人是信息的接受者，也可是信息的发送者，充分体现个性的发挥，即时通信不受时空的制约。网络文学活跃了人们的生活情趣，微信大大改变了人们的社交生态，维基百科成了群众自修自编的可信的百科全书。

4. 互联网＋农业，对接形成了"新型农业"。新型农业包括设施农业、无土农业、特色农业、包装农业、知识农业、彩色农业、精准农业、旅游（观光）农业、外向型农业等。

(1)设施农业，是在环境相对可控条件下，采用工程技术手段，进行动植物高效生产的一种现代农业方式。设施农业涵盖设施种植、设施养殖和设施食用菌等。

(2)无土农业，是一种无土栽培技术。利用水做溶剂，根据不同作物的生理需求，加以不同量的营养物，以营养液在根部流动或者喷雾的形式来满足农作物生长需要的方式叫做水培。凡是不完全使用自然土壤的农业都可以叫做无土农业。

(3)特色农业，是指种植非单一颜色的农作物的农业类型，它没有一个非常明确的概念。特色农业是一种为了适应市场条件的要求，开发那些高营养值、高消费值或高附加值的农业项目。可谓是另辟蹊径。不种植常规作物，不养殖常规家畜禽。如开发珍稀苗木、名贵花卉等。

(4)包装农业，是一种为了适应人们选购高质量、高营养产品的同时也选择产品外在包装而推出的农业产业化新技术。农产品要想获得消费者的厚爱，在抓产品质量和规模经营的同时也要在包装上多下功夫。

(5)知识农业，就是运用现代农业的新知识和新成果来武装头脑，推动农业产业化进程。

(6)彩色农业，未来的农业将随着基因工程等技术的应用，出现丰富多彩的局面。一方面有色薄膜将大量推广，白色薄膜逐渐减少。另一方面可直接生产出不同颜色的同一农作物。如棉花纤维不再只是白色，玉米籽粒不再只是黄色或白色等。

(7)精准农业，又称为精确农业或精细农作，发源于美国。

精准农业是以信息技术为支撑，根据空间变异，定位、定时、定量地实施一整套现代化农事操作与管理的系统，是信息技术与农业生产全面结合的一种新型农业。精准农业是近年出现的专门用于大田农作物种植的综合集成的高科技农业应用系统。

(8)旅游（观光）农业，是与旅游业相结合的一种消遣性农事活动。农民利用当地的优势条件开辟活动场所，提供生活设施，吸引游客，以增加收入。旅游（观光）农业的活动的内容除游览田园风景外，还有林间狩猎、水面垂钓、采摘果实等农事活动。

(9)外向型农业，指以出口创汇为主体的农业，它所生产的农产品主要面向国际市场。这就要求具有与国际农产品市场需求变化相适应的生产基地、技术支持、运作机制和服务体系。

那么，什么是"互联网＋农业"呢？"互联网＋农业"是一种生产方式、产业模式与经营手段的创新，通过便利化、实时化、物联化、智能化等手段，对农业的生产、经营、管理、服务等农业产业链环节产生了深远影响，为农业现代化发展提供了新动力。以"互联网＋农业"为驱动，有助于发展智慧农业、精细农业、高效农业、绿色农业，提高农业质量效益和竞争力，实现由传统农业向现代农业转型。

5.互联网＋教育，对接形成了"网络课堂"。网络课程也叫智慧教育。通网络重新调整课堂内外时间，将学习决定权从教师转移给学生，现过已成为全世界的共识。面对 IT 无与伦比的巨大存储功能，传统教育方式将受到极大冲击，应该让孩子们学会自己去淘知识，提高他们的想象力和创造力。

6.互联网＋金融，对接形成了"互联网金融"。电子银行、电子支付将对传统的金融模式、银行管理带来强大冲击，比尔·盖茨曾讲过，"现有的商业银行可能会像恐龙一样消失，实现普惠金融时代"。

7. 互联网＋万物（货物）对接形成了"物联网"。基于互联网，除人与人信息交互之外，还有人与物，物与物之间交互，这样就构建了物联网。物联网就是人利用互联网的信息控制，将人的主观能动性得到充分发挥，所有人类想指挥和流动的物，都可通过感知元件进行物理位移。

8. 互联网＋语音输入技术，对接形成了"云翻译平台"。当语音输入技术过关后，同声翻译可被一个芯片替代，互联网可构建一个语言翻译平台，全球各国的人们都可以通过云翻译平台达到沟通和交流的目的。任何语言都可以通过智能终端进行翻译。

总之，互联网涉及人们衣食住行，涉及社会管理、政务服务、公共服务，涉及社会生产、农业生产、水肥虫灾监控管理，涉及工业产品的生产方式及产品转型升级等。

综上所述，互联网＋行业外，同时互联网还衍生出五花八门的互联网自由职业者，除了威客、网络翻译和淘宝女郎，还有试客，就是索取商家的使用赠品，试用完后按要求写下自己试用体会作为回报的一类人；播客，就是将自己原创视频传到网上靠点击率来赚钱的人；玉米虫，指的就是靠注册域名赚钱的人；网络团长，就是靠聚集网络消费者和资金，加大与商家谈判能力，以求得最优价格的人；以及网络包工头、网络钟点工、链接零售商、个人站长、网络代购、网络推手、网络秘书、短信写手、推文专家、网络店小二、网络心理师、网络游戏代练员如此众多，五花八门的网络自由职业者。

（三）互联网＋的六个特征

1. 跨界融合。"＋"就是跨界，就是变革，就是开放，就是重塑融合。敢于跨界了，创新的基础也就更坚实了；融合协同了，群体智能也才会实现，从研发到产业化的路径才会更垂直。

2. 创新驱动。是指那些从个人的创造力、技能和天分中获取发展动力的企业，以及那些通过对知识产权的开发可创造潜在财富和就业机会的活动。也就是说经济增长主要依靠科学技术的创新带来的效益来实现集约的增长方式，用技术变革提高生产要素的产出率。另外，创新的融合还是发展数字经济的核心。

3. 重塑结构。信息革命、全球化、互联网业已打破了原有的社会结构、经济结构、地缘结构、文化结构。权力、议事规则、话语权不断在发生变化。互联网＋社会治理、虚拟社会治理会是很大的不同。

4. 尊重人性。尊重人性就是尊重和接受客户的个性和DNA。尊重他们对时机的感觉和能力。尊重和承认客户做事方式、处世的风格。以及识别和尊重客户的信念和信仰，他们的身份和角色和他们的现实是什么。

5. 开放生态。生态是互联网＋非常重要的特征，而生态的本身就是开放，就是在一定的自然环境下生存和发展的状态。生态开放了，研发的环境就好了，创业者有机会实现价值。

6. 连接一切。现在连接一切，其实就是连接互联网。连接一切就是让企业越来越多地变为智能化和互联网化，我们今天这个世界已经逐渐实现"万物互联"。深圳市腾讯计算机系统有限公司预计，目前全球上网人口为30亿，人均上网时间5小时，到2020年，将有200亿硬件连接互联网，而这些也只是互联网的冰山一角，其未来也将激发出更大的行业价值。

（四）互联网思维

如果用网络言语说，互联网思维，就是在（移动）互联网＋大数据、云计算、万物互联等科技不断发展的背景下，对市场、用户、产品、企业价值链乃至对整个商业生态进行重新审视的思考方式。互联网思维就是由众多点相互连接起来的，非平面、立体化的，无中心、无边缘的网状结构。它类似于人的大脑神经和血管组织的一种思维结构。譬如传统的写作和解读，采用线性顺序。绘画和诗歌则是寻求形象思维，运用直观形象和表象，采用线条和光影去图画事物。

最早提出互联网思维的是百度公司创始人李彦宏。在百度的一个大型活动上，李彦宏与传统产业的老板、企业家探讨发展问题时，李彦宏首次提到"互联网思维"这个词。他说，我们这些企业家们今后要有互联网思维，可能你做的事情不是互联网，但你的思维方式要逐渐从互联网的角度去想问题，思考问题。现在几年过去了，这种观念已经逐步被越来越多的企业家、甚至企业以外的各行各业、各个领域的人所认可了。但"互联网思维"这个词也演变成多个不同版本的解释。

互联网时代的思考方式，不局限在互联网产品、互联网企业。这里指的互联网，不单指桌面互联网或者移动互联网，是泛互联网，因为未来的网络形态一定是跨越各种终端设备的，台式机、笔记本、平板、手机、手表、眼镜等等。互联网思维是降低维度，让互联网产业低姿态主动去融合实体产业。

互联网思维的六大特征：大数据、云计算、万物互联、零距离、趋透明、人工智能。

1. 大数据。大数据（Big data），指无法在一定时间范围内用常规软件工具进行捕捉、管理和处理的数据集合，是需要新处理模式才能具有更强的决策执行力、洞察发现力和流程优化力的海量、高增长率和多样化的信息资产。

2. 云计算。云计算是一种按使用量付费的模式，这种模式提供可用的、便捷的、按需的网络访问，进入可配置的计算资源共享池（资源包括网络，服务器，存储，运用软件，服务），这些资源能够被快速提供，只需投入很少的管理工作，或与服务供应商进行很少的交互。

3. 物联网。有时也叫万物互联（All things are interconnected），是第四次工业革命中连接物理应用与数字应用的重要桥梁和纽带。简单地说，物联网是借助互联技术和各类平台，在物（包括产品、服务于地点等）与人之间建立起来的一种关系。万物互联，作为未来社会的发展趋势，如今已有1万亿个传感器与互联网连接，问卷调查显示有89％的受访者认为，互联网＋万物互联引爆点会在2025年之前出现。

4. 零距离。互联网思维讲的"零距离"，指解决和用户之间的零距离。譬如"工业4.0不是简单的提高效率，更重要的是和用户连在一起"。"工业4.0"是由德国政府《德国2020高技术战略》中所提出的十大未来项目之一。"工业4.0"也就是德国的工业四代，是指利用物联信息系统(Cyber—Physical System)简称CPS将生产中的供应、制造、销售信息数据化、智慧化，最后达到快速、有效、个人化的产品供应。

今天，工业4.0已经进入中德合作新时代，中德双方签署的《中德合作行动纲要》中，有关工业4.0合作的内容共有4条。其中第一条就明确提出工业生产的数字化就是"工业4.0"对于未来中德经济发展具有重大意义。

"工业4.0"项目主要分为三大主题：一是"智能工厂"，重点研究智能化生产系统及过程，以及网络化分布式生产设施的实现；二是"智能生产"，主要涉及整个企业的生产物流管理、人机互动以及3D技术在工业生产过程中的应用等。该计划将特别注重吸引中小企业参与，力图使中小企业成为新一代智能化生产技术的使用者和受益者，同时也成为先进工业生产技术的创造者和供应者；三是"智能物流"，主要通过互联网、物联网、物流网，整合物流资源，充分发挥现有物流资源供应方的效率，而需求方，则能够快速获得服务匹配，得到物流支持。

5. 趋透明。这是互联网应用的一个专业词汇。意思是互联网应用使信息趋透明化，实体店与电商边界正消失。随着，互联网＋的发展，零售店不再是一个零售店，它已经被挤压了。打通信息流，打造高效的精益零售，开展线上线下双渠道营销，已成当今商品营销的大趋势。

6. 人工智能。关于何谓人工智能，目前尚未有一个统一的经典标准，不同的领域或专家理解也不尽相同。有的互联网专家认为："人类智慧和人工智能可能是两种不同的智慧，评估的方法是不一样的，两者互补互鉴。"如今，人工智能在计算机领域内，得到了愈加广泛的重视。机器人在经济政治决策，控制系统，仿真系统中得到应用。人工智能的水平恰恰折射出人类自身的科技发展能力，人类在前进，人工智能也在前进。可以预见，在新世纪、新时代，人工智能应用将更加广泛。

在谈到人与机器的关系时，马云认为，过去 30 年，我们把人变成了机器，未来 30 年，我们将把机器变成人，但最终应该让机器更像机器、人更像人。马云还说："人类将会从事更有创意、更有创造的工作，人工智能一定会让机器人取代很多人的就业，而人类将会从事更有创意、更有创造、更有体验的工作。"苹果公司 CEO 蒂姆·库克在谈到技术进步给人类带来的威胁时认为，目前，有很多人都在谈论 AI(人工智能) 带来的负面影响，但他自己并不担心机器人会像人一样思考，反而担心人像机器一样思考。他认为，应该为技术注入人性，赋予技术应有的价值，以更好地帮助家庭和社区。

人工智能离中国人的生活越来越近，人工智能发展纳入顶层规划进入百姓生活。2017 年 7 月 8 日，国务院印发《新一代人工智能发展规划》，目的是抢抓人工智能发展的重大战略机遇，构筑我国人工智能发展的先发优势。党的十九大报告提出："推动互联网、大数据、人工智能和实体经济深度融合。"11 月 15 日，科技部召开新一代人工智能发展规划暨重大科技项目启动会，宣布成立新一代人工智能发展规划推进办公室和新一代人工智能战略咨询委员会，并宣布百度、阿里、腾讯、科大讯飞等公司为首批国家新一代人工智能开放创新平台。

人工智能带给了人类什么？让人类感觉到了什么？对中国而言，人工智能已经上升至国家战略层面，人工智能正在深度改变着人类生活体验，人工智能带来法律与伦理的挑战，人工智能创新创业日益活跃。

2017 年，国家确立了 4 家人工智能创新平台，中国人工智能迎来大发展。人工智能新时代正以前所未有的速度和影响走来。无人超市、无人物流、无人工厂、无人餐厅从传说变成身边的事实，在越来越多的领域，人工智能正在快速超越人类。

（五）互联网哲学

互联网是 20 世纪人类最伟大的发明之一，当今的互联网已经渗透到经济领域，引发各个生产方式、生产关系、生产力要素的重新组合、重新构建。另外，互联网极大提升了人类认识和改造世界的能力。互联网的迅速发展已经全方位地影响着人们的生活，它使人们的思维方式、认知行为发生了巨变。当然，互联网带来的认知变化和效率变革，必然同时给人与机器的赛跑，人与万物的思维，提出了新的时代性命题，这正是"互联网＋哲学"思考和研究的课题。互联网技术在短短的 20 年的商业化浪潮中，以史无前例的速度谱写和改变着人们的智慧创新和创业人生。这一波波创新创业，成为了开创人类全新时代的"互联网＋"新行业。

互联网后面的"+"，其本身就是一种跨界，就是变革，就是开放，就是一种融合，就是发展。"互联网+"为我们提供了广阔的认知想象空间，以至于"互联网+"已不仅局限于经济领域，它蕴含的哲学思维已经开始深深影响中国人认知事物的思考方式。从马克思主义哲学的意义上讲，马克思主义与中国传统文化之间的关系问题，一直是马克思主义深度中国化过程中和新时代中国传统文化相结合的首要问题。探讨"互联网+"蕴含的哲学思维，研究马克思主义哲学中联系与发展、互联与创新的辩证关系，对互联网+哲学具有非常重要的现实意义。

联系与发展和互联与创新。

首先说联系与发展。

回望人类历史长河中科学技术带给人类社会发展的巨大推力，比照农耕时代、工业时代和互联网时代，我们就不难看出，互联网催生了人类一场新的迁徙，即由传统社会向网络化生存的"新大陆"的一次全球性的大迁徙。事实上，这次大迁徙的路径就是起源于互联网技术的联系与发展、互联与创新。

从哲学原理上讲，"联系"指一切事物、现象之间以及事物内部诸要素之间的相互依赖、相互制约、相互影响、相互作用。马克思主义哲学认为，联系具有以下特征：客观性、普遍性、条件性和多样性。第一，联系具有客观性。联系是客观事物固有的本性，是独立于人的意识之外的客观存在，它不依人的意识和主观认识而转移。第二，联系具有普遍性。任何事物内部和外部都处于相互联系之中，整个世界是一个相互联系的统一整体。总之，唯物辩证法就是关于联系与发展的科学。

从互联网的功能上说，联系在互联网中具有广泛的联系性和强劲的渗透性，它正在加速融入人类生产力与生产关系的方方面面。在联系和渗透的过程中，互联网的属性也逐渐丰富，除了技术属性，其媒体属性、社交属性、产业属性、政治属性、文化属性等日益显现。互联网的这种裂变式、革命性发展，要求我们必须正确处理互联网各种属性之间的关系，如技术创新与维护安全、保障自由与构建秩序、信息共享与隐私保护、资源汇聚与数字鸿沟、开放合作与自主可控等，同时也要正确处理互联网与传统生产力、生产关系之间的关系，如传统经济与数字经济、传统媒体与新媒体、传统安全与非传统安全、本土文化与网络新兴思潮等。对这些问题，西方互联网思想不仅未能给出有效答案，而且其提出的一些方法和原则有误导广大发展中国家之嫌。比如，西方国家凭借技术和话语优势在全球鼓吹所谓的"网络自由"，不仅没有推动一些主权国家通过互联网走向更加民主的文明社会，反而导致其网络秩序失控，造成思想混乱和社会动荡。

　　发展的问题比变化复杂。发展也是一种变化，但它具有方向性。实际上，发展所趋的方向不过就是一种目的，或是事物本身的目的，或是人的目的，而事物本身的目的往往也只是人所认为的事物本身的目的。

　　其次再说互联与创新。

　　互联网时代是一个关联的时代，在这个时代中，我们会由一种个体变成一种群体。当今，几乎所有的互联与创新都依赖于互联网技术，在二十年前，这几乎是电话通信无法完成的。我的确认为，我们今天已经进入了人类发展的一个前所未有的新时代。互联网赋予了每个人无限的可能，让个人价值释放，让个人力量强大。个人和个人力量的汇聚，释放出了以往从未有过创新力与自我价值观。

　　的确，作为一个新时代，"互联"（interconnection）已成为一种重要的生活现象，传播路径，它给哲学带来了深刻的影响，尤其是马克思主义哲学的联系观带来了直接的影响。

哲学上讲的"互联"就是指一切事物、现象之间以及事物内部诸要素之间的相互依赖、相互制约、相互影响、相互作用。互联网讲的"互联"其实就是指在两个物理网络之间至少有一条在物理上连接的线路，它为两个网络的数据交换提供了物质基础可能性，但并不能保证两个网络一定能够进行数据交换，这要取决于两个网络的通信协议是不是相互兼容。

互联网＋哲学。质而言之，就是"创新"。创新是人类特有的认识能力和实践能力，是人类主观能动性的高级表现，是推动民族进步和社会发展的不竭动力。简而言之，创新就是人们利用新的知识、新的技术去创造新的产品，改进新的工艺来推向社会，最终达到改善人民的生活、提高生活财富的目的。

哲学在互联与创新中的作用就在于找到科学方法，提出新的世界观和方法论，这样使得人类能不断开拓创新的潜能，当创新被世界以前所未有的热情拥抱的时候，对科学的认知态度，决定了这条创新之路能走多远。所以说，互联网＋哲学就是在人类社会中，在人与人的交往中，万物互联中，应用哲学的世界观和方法论，创新出互联网思维，以及互联网方法。归结起来，就是互联网哲学。

最后，再拓展开来说一说互联网时代认识论研究的新走向。

在时代开启的黎明，人类的未知远远大于已知。可以说，信息时代是现代信息技术全面改变人类认知的时代。互联网技术给了我们认识事物和与人交流的新方式、创新变革的新方式、发现和组织信息的新方式。归结起来大致表现在以下四个方面。

第一，从自然化认识论走向技术化认识论。进入信息时代后，技术化认识论逐渐走向主导地位，在认识对象上，人们所面对的自然对象越来越少，技术设备尤其是在电子屏幕上所呈现的事物越来越多；在认识手段上，人们将越来越多的认识任务交给"电脑""网络""人工智能"设备而不是人脑来完成；在认识方式上，也越来越多地带有多媒体技术造就的碎片化、图像化的痕迹。

第二，从传统认识论走向创新认识论。信息技术介入到人的认识活动中，作为强有力的辅助工具，它极大地提高了人的认识效率和认识能力。例如借助互联网，我们搜索信息、传播知识、交流思想等认识活动都可以高效便捷地进行。而借助计算机、大数据、人工智能等，许多常规的认识活动可以交由这些辅助手段快速地完成。

第三，从经典认识论走向智能认识论。在信息时代，广泛的公众参与是互联网时代人类活动方式的一个重要新特征，表现在知识生产活动中也同样如此。互联网的普及使其成为千百万普通公众可以利用的认识手段，人们可以将自己的自然探索、文学创作或哲学成果传播于网络公共空间，还可以参与网络百科全书的编撰。参与其中的千百万公众作为普通的知识创造者和捐献者为人类的知识宝库"添砖加瓦"，形成了人类认识成果的新型积累，并使得知识的共创、共享成为一种常态。

第四，从宏观认识论走向创新认识论。传统的认识论通常侧重于对认识过程的"宏观认知"，对有关认识机制的研究有欠深入。信息时代随着信息科技的发展，借助日益先进的观测手段和智能模拟技术，人类对自身的认识进行时所发生的神经活动、脑电过程和信息符号变换等有了越来越深入的了解，随之兴起了相关的具体科学及新学说、新流派和新视角，创新认识沦为互联网哲学研究提供了新鲜"血液"和"养料"，拓展了现在哲学认识论研究的视界。

今天，如果我们将互联网、大数据、云计算（云服务）、万物互联、人工智能、人机合一等诸多的互联网创新技术，整合到哲学认识论研究中，无疑可以推进现代哲学认识论的发展。

第五节　互联网＋天麻产业

在互联网发达的今天，"互联网＋"早成为一个热门的网络名词。在今天的全民创业时代，"互联网＋"成了家喻户晓、人人皆知，几乎是年轻人个个都热衷使用的支付手段。譬如移动支付、电子商务，到共享单车、快递送餐、线上订单……数字经济、共享经济不仅为中国百姓的生活带来更多便利，也为世界经济发展注入新动力。通过实施信息化发展战略纲要、"宽带中国"战略、"互联网＋"行动等重大政策措施，互联网带动了物流、金融、医疗等多个行业的发展。

把话又说回来了，互联网突飞猛进，是人类社会的进步，科学技术的发展，是历史发展的必然结果。"互联网＋"平台的运用，激活了市场经济、消费渠道和人文科学的交流。正是在这样的一个大背景下，"互联网＋天麻产业"平台，孕育而生。

"互联网＋天麻产业"，指运用互联网思维、互联网＋模式收获的天麻产业成果，它代表一种先进的生产力，推动经济形态不断地发展演变。从而带动社会经济实力的生命，为改革、创新、发展提供立体的和广阔的网络平台。

通俗地说，"互联网＋天麻产业"就是互联网＋天麻产业的各个传统子行业，但不是简单地看成一种行业1+1模式，而是利用网络技术、信息通信以及互联网平台，让互联网与传统天麻行业进行深度融合，立体交流，全方位辐射，创造出新的发展生态，以及销售理念。互联网＋天麻，可以催化天麻品牌化道路，让天麻产业更智能、更大化、更集群化。

今天，我们已经进入到了移动互联网时代，互联网在行

190

业的各个领域，在生活的方方面面都有着非常巨大的影响。那么，互联网可以＋哪些天麻行业呢？

（一）互联网＋天麻产业

近年来，我国互联网行业迅猛发展，已经发展成为一个互联网大国，取得了举世瞩目的成就，这在很大程度上是因为随着移动互联网时代的到来，不少互联网企业都抓住了机遇、创新发展，促进了整个行业的升级，让我国在全球互联网领域更具有话语权。此后，智能手机逐渐成为人们日常生活中不可或缺的一部分，移动互联网愈发兴旺蓬勃，各种新型的移动互联网商业模式在政府的支持和企业的创新之下诞生。在此背景下，互联网＋天麻科技产业应运而生。

今天的互联网，是一个网络的平台，一个信息共享的地方。网络平台，兼容并包，智能便捷，更多的商家可以"零距离"，通过互联网＋天麻科技产业，了解到国内一线天麻产业、天麻研究机构的行业动态，和更多的天麻企业、商家和客户取得联系，相互交流，众筹营销，发展产业。

（二）互联网＋天麻交易

互联网＋天麻交易，说白了就是一种虚拟交易，即交易虚拟化。天麻企业、商家可以通过互联网进行线上贸易，贸易双方从贸易磋商、签订合同到支付等，无须当面进行，均通过计算机互联网络来完成整个天麻交易。对卖方来说，可以到网络管理机构申请域名，制作自己的主页，组织产品信息上网。而虚拟现实、网上洽谈等新技术的发展使买方能够根据自己的需求选择广告，并将信息反馈给卖方。通过信息的推送互动，签订电子合同，完成交易后并进行电子支付，整个交易都在网络这个虚拟的环境中进行。电子商务的发展打破了传统企业间明确的组织界限，出现了虚拟企业、虚拟商家，形成了"你中有我，我中有你"的动态联盟。

除此之外，互联网＋天麻交易还体现在互联网"线上线下"交易平台上。所谓的"线上",指通过各种形式传统的媒体、新媒体,如:电视、广播、报纸、灯箱、广告牌、网络、智能手机,将自己的品牌信息和促销信息以软、硬广告的形式进行信息传递。通过无形的媒体发布信息,如微信、QQ、微博等,都可以统称为线上活动。具体说,在网上的交易就是线上,通过网上下单的都算线上的。"线下"一词,则是相对"线上"而言,是通过其他非媒体的形式进行宣传推广,是在固定地点,有实物、实体店、面对面销售。说白了,线下交易就是不通过网络的交易。

总之,互联网+天麻交易,使得买卖双方的交易成本大大降低,也使得原料采购、产品生产、需求与销售、银行汇兑、保险、货物托运及申报等过程无须人员干预,而在最短的时间内完成。

(三)互联网+天麻课堂

"互联网+天麻课堂"是一个天麻科普教育的互联网平台。随着互联网知识普及,"互联网+天麻课堂"平台,将成为广大麻农和天麻企业、商家学习天麻历史文化,掌握天麻栽培、天麻市场营销知识,讨论天麻菌材、天麻两菌质量、种质资源保护,以及品牌打造的一个重要渠道。

近年来,互联网信息技术高速发展,正在快速改变着人们的生产生活方式,并逐渐向农村蔓延,手机已经成为农村互联网架构最重要的移动终端。如何让今天的麻农、商家学会使用智能手机并使之成为增收致富的好帮手已迫在眉睫。开展智能手机技能和互联网+知识应用培训,是农业部关于加快农村互联网普及,确保农民用得上、用得起、用得好信息服务的重大举措。利用互联网等网络传播平台,推动天麻产业信息入村到户,促进天麻产业信息化和农业现代化的深度融合,助农增收致富正是"互联网+天麻课堂"的使命。

(四)互联网+天麻文化

文化是一个民族的灵魂，是国家软实力的重要标志，更是综合国力的重要组成部分，其发展水平直接代表着一个国家的国际地位。习近平总书记在党的十九大报告中指出，没有高度的文化自信，没有文化的繁荣兴盛，就没有中华民族伟大复兴。文化自信是一个民族强大的精神指引，文化兴则国运兴，文化强则民族强。

天麻文化是天麻产业的软实力，是天麻产业发展的抓手。中国两千多年的天麻药食文化，成就了天麻膳食养生的哲学基础。天麻文化软实力的发展，说到底就是天麻产业的发展。目前，我国天麻文化的研究刚刚起步，整体的普及水平还不高，天麻文化知识服务还不能满足广大麻农和天麻消费者日益增长的精神需求。只有大力发展天麻文化事业和文化产业，让百姓享受丰富多彩的"天麻文化盛宴"，才能充分体现发展天麻文化软实力这个硬道理。

（五）互联网＋天麻电商

1. 电商，也叫电子商务，是一个为企业或个人提供网上交易洽谈的平台。互联网与商业对接成了电子商务。电子商务平台通过互联网展示、宣传或者销售自身产品的网络平台载体越来越趋于平常化。另外，电子商务平台扩展的另一种途径就是互联网营销，它让用户多一种途径来了解、认知或者购买我们的商品。

电子商务可以帮助中小企业甚至个人，自主创业，独立营销一个互联网商城，达到快速盈利的目的，而且只需要很低的成本就可以实现这一愿望。电子商务平台可以帮助同行业中已经拥有电子商务平台的用户，提供更专业的电子商务平台解决方案。

电子商务的优势在于利用网络的特性实时和顾客互动交流，而且不分时间、不分地域，并且有利于品牌的宣传，方便为消费者提供更好的服务，降低企业成本，增加销售量。

发展电子商务，不是一两家公司就能够推动的产业，需要更多专业人士共同参与和奋斗，共同发展。

2. 电子商务的功能。电子商务是一种依托现代信息技术和网络技术，集金融电子化、管理信息化、商贸信息网络化为一体，旨在实现物流、资金流与信息流联动统一的新型贸易方式。电子商务的功能表现在以下几个方面：

(1)电子商务将传统的商务流程电子化、数字化。一方面以电子流代替了实物流，可以大量减少人力、物力，降低了成本；另一方面突破了时间和空间的限制，使得交易活动可以在任何时间、任何地点进行，从而大大提高了效率。

(2)电子商务所具有的开放性和全球性的特点，为企业创造了更多的贸易机会。

(3)电子商务使企业可以以相近的成本进入全球电子化市场，使得中小企业有可能拥有和大企业一样的信息资源，提高了中小企业的竞争能力。

(4)电子商务重新定义了传统的流通模式，减少了中间环节，使得生产者和消费者的直接交易成为可能，从而在一定程度上改变了整个社会经济运行的方式。

(5)电子商务一方面破除了时空的壁垒，另一方面又提供了丰富的信息资源，为各种社会经济要素的重新组合提供了更多的可能，这将影响到社会的经济布局和结构。

(6)电子商务通过互联网，商家之间可以直接交流、谈判、签合同。消费者也可以把自己的反馈建议反映到企业或商家的网站，而企业或者商家则要根据消费者的反馈及时调查产品种类及服务品质，做到良性互动。

(7)电子商务企业化。2017 年 10 月，中国网库集团，在湖南怀化（别称鹤城）建立了"中国天麻产业电子商务基地"。中国天麻产业电子商务基地运营中心的建立，体现国家对于农产品的扶持与对"互联网+"的重视。同时，也宣布采用"互联网＋中国天麻产业网"，面向全国的天麻种植户、上游下游的产业以及从事天麻生意的企业家和商家，全方位为全国各地天麻产品，打造品牌销路，提供优质货品。

综上所述，电子商务是运用现代电子计算机技术，尤其是网络技术进行的一种社会生产经营形态，根本目的是通过提高企业生产率，降低经营成本，优化资源配置，从而实现社会财务最大化。

（六）互联网＋天麻拍卖

拍卖是一种买卖形式。新版《辞海》对于拍卖的定义："拍卖也称竞买，商业中的一种买卖方式，卖方把商品卖给出价最高的买主。"《中华人民共和国拍卖法》对其定义是："以公正竞价的方式，将特定的物品或财产权利转让给最高应价者的买卖方式。"拍卖作为一种在中国合理合法存在的形式，"互联网＋拍卖"操作平台，正渐渐规范，日益成熟。

"互联网＋天麻拍卖"，是通过互联网平台进行的在线天麻交易的一种模式，它作为电子商务的形式之一，业界认为，网上拍卖天麻产品的主要优势是：网络交易平台的便捷性和公众参与度。可以根据季节特点，市场现状，随行就市。从"互联网＋天麻拍卖"的功能上讲，网上竞拍的优势，在于利用互联网平台将拍卖变成了全民交易。无论是谁，无论在哪里，只要需求，就可以上网参与竞拍，省去了时刻关注拍品价格的麻烦，也节约了时间、交通、住宿等诸多成本。

（七）互联网＋天麻旅游

正当中国热火朝天的迈入"互联网＋旅游"时代之际，天麻行业也提出了"互联网＋天麻文化体验旅游"。

"互联网＋天麻旅游"，是一个天麻文化旅游项目，针对体验天麻文化、品尝天麻膳食的游客。旅游渠道从游客的旅游体验，到旅游企业的营销方式，再到政府部门的旅游管理，互联网的力量已经渗透在旅游的方方面面。譬如，当你在百度搜索引擎中输入"小草坝天麻文化体验之旅自助游攻略"，在对话框里马上就可以看到针对您个人明天要出行的航班、酒店、火车票等信息；当你入住酒店的时候，不需要做任何付费的动作，直接拎包入住；当你想去旅游时，可以不出家门，在网上通过 VR 虚拟现实体验旅行的过程。

"互联网＋天麻旅游"的发展，不仅可以为体验天麻文化、品尝天麻膳食的游客提供便利的体验，还可以为旅游企业和天麻产业提供数据，并通过数据分析为旅游管理者决策提供依据。其实更重要的是，可以通过"互联网＋天麻文化体验旅游"，激活乡村特色旅游，促进当地天麻产业的发展。

（八）互联网 +3D 打印

3D（三维）打印又叫增材制造，根据数字 3D 图像或模型，一层一层地打印出实物。3D 打印技术出现于 20 世纪 90 年代中期，实际上是利用光固化和纸层叠等技术的最新快速成型装置。它与普通打印工作原理基本相同，打印机内装有液体或粉末等"打印材料"，与电脑连接后，通过电脑控制把"打印材料"一层层叠加起来，最终把计算机上的蓝图变成实物。这种打印技术称为 3D 彩色立体打印。

3D 打印应用领域非常广泛，3D 打印技术可用于珠宝，鞋类，工业设计，建筑，工程和施工（AEC），汽车，航空航天，牙科医疗产业，教育，地理信息系统，土木工程，和许多其他领域。常常在模具制造、工业设计等领域被用于制造模型或者用于一些产品的直接制造，意味着这项技术正在普及。通过 3D 打印机也可以打印出食物，是 3D 打印机未来的发展方向。

利用 3D 打印机把不同种类的新鲜天麻变成各种鲜活的样子。3D 打印就是以计算机三维设计模型为蓝本，用软件将其离散分解成若干层平面切片，然后由数控成型系统利用激光束、热熔喷嘴等方式将粉末状、液状或丝状金属、陶瓷、

196

塑料、细胞组织等材料进行逐层堆积黏结，最终叠加成型，制造出实体产品。

【3D 企业】云南增材佳维科技有限公司 3D 打印的过程具体步骤：

(1)建模程序

通俗地讲，3D 建模就是通过三维制作软件将虚拟三维空间构建出具有三维数据的模型。譬如，你要想打印一个 3D 箭麻（商品麻），那么你就得先有一个箭麻活体，制作 3D 打印箭麻模型。

①通过 3D 扫描仪逆向工程建模。3D 扫描仪逆向工程建模就是通过扫描仪对实物进行扫描，得到三维数据，然后加工修复。它能够精确描述物体三维结构的一系列坐标数据，输入 3D 软件中即可完整的还原出物体的 3D 模型。

②用建模软件建模。目前，市场上有很多的 3D 建模软件，比如3DMax，Maya，CAD 等等软件都可以用来进行三维建模，另外一些 3D 打印机厂商也提供 3D 模型制作软件。

(2)切片处理

什么是切片呢？切片实际上就是把你的 3D 箭麻模型切成一片一片，设计好打印的路径（填充密度，角度，外壳等），并将切片后的文件储存成 Gcode 格式，一种 3D 打印机能直接读取并使用的文件格式。然后，再通过 3D 打印机控制软件，把 Gcode 文件发送给打印机并控制 3D 打印机的参数，运动使其完成打印。

(3)打印过程

启动 3D 打印机，通过数据线、SD 卡等方式把 STL 格式的模型切片得到 Gcode 文件传送给 3D 打印机，同时，装入 3D 打印材料，调试打印平台，设定打印参数，然后打印机开始工作，材料会一层一层地打印出来，层与层之间通过特殊的胶水进行黏合，并按照横截面将图案固定住，最后一层一层叠加起来，就像盖房子一样一层一层的盖，逐步累积起来就成一栋立体的房子。3D打印天麻就是一层一层叠加，经过分层打印、层层黏合、逐层堆砌，一个完整的天麻就呈现在你的眼前。

(4)完成打印，后期处理

3D打印机完成工作后，取出箭麻物体，做后期处理。比如，在打印一些悬空结构的时候，需要有个支撑结构顶起来，然后才可以打印悬空上面的部分。所以，对于这部分多余的支撑需要去掉，做后期处理。

在后期处理中，除了3DP的打印技术可以做到彩色3D打印之外，其他的一般只可以打印单种颜色。有的时候需要对打印出来的物件进行上色，例如ABS塑料、光敏树脂、尼龙、金属等，不同材料需要使用不一样的颜料。譬如，彩色3D打印的箭麻，由于是彩色打印的，所以就不需要涂色渲染。如果是3D打印的单色箭麻，就需要涂色渲染。

（九）互联网＋新时代

同一个世界，同一个未来。互联网发展是无国界、无边界的，利用好、发展好、治理好互联网，必须深化网络空间国际合作，携手构建网络空间命运共同体。进入新时代，中国网信事业的发展也站上新起点。党的十九大提出建设网络强国、数字中国、智慧社会等发展目标，作出推动互联网、大数据、人工智能和实体经济深度融合，发展数字经济、共享经济等一系列决策部署，描绘了新时代中国互联网发展的蓝图。

新时代，一个矢志创新的中国，将推动数字经济发展进入快车道，创造更多互联网新时代的传奇；一个对外开放的中国，将推动世界各国共同搭乘互联网和数字经济发展的快车，为深入开展网络合作创造新机遇。

第六节　互联网＋精准扶贫

互联网技术给了我们与人交流的新方式，创新发展的新方式，同时互联网技术为精准扶贫带来了契机。

2017 年 10 月 18 日，习近平同志在党的十九大报告中指出，坚决打赢脱贫攻坚战。要动员全党全国全社会力量，坚持精准扶贫、精准脱贫，坚持中央统筹省负总责市县抓落实的工作机制，强化党政一把手负总责的责任制，坚持大扶贫格局，注重扶贫同扶人、扶志、扶智相结合，深入实施东西部扶贫协作，重点攻克深度贫困地区脱贫任务，确保到 2020 年我国现行标准下农村贫困人口实现脱贫，贫困县全部摘帽，解决区域性整体贫困，做到脱真贫、真脱贫。打赢脱贫攻坚战的目标，就是要瞄准农村的贫困人口，精准扶贫、精准脱贫，为"确保到 2020 年我国现行标准下农村贫困人口实现脱贫"，中国互联网已经成为一个关键力量。

首先，"互联网＋精准扶贫"是贫困地区脱贫攻坚的抓手。随着互联网的快速发展，网络的应用，智能手机的普及，已深入到人们的日常生活中，正在深刻改变着人们的生产、生活和交往方式，特别是"互联网＋精准扶贫"，有效解决了贫困地区群众信息不灵、沟通不畅等现实问题，让贫困地区与市场对接真正实现了无缝隙，引导贫困群众搭乘互联网快车，脱贫攻坚，增收致富。在精准扶贫工作中，利用"互联网＋"建立大数据平台，云计算系统，实施精准摸底、精准识别、精准研判、精准管理，建立数字档案。推动扶贫由"粗放管理"向"精准管理"转变。

其次，"互联网＋精准扶贫"是促进贫困地区产业创新的驱动力。充分地发挥互联网在贫困地区资源配置中的功能，让生产的产品种类成为非常适合网上零售、直接快递入户的网商产品,推动各类资源向贫困群众集结。加强与京东、淘宝、苏宁等互联网平台企业的合作,发挥贫困地区和网络电商间的桥梁作用。一方面,整合种植、销售、物流、金融等多种资源,加强农副产品在天猫超市、京东特色馆等平台的长期、稳定、批量供销。另一方面,积极开展网上促销和宣传活动,如京东扶贫日、产品众筹等,大力推进贫困地区产品推广。

再次,"互联网+精准扶贫"是推动贫困地区产业升级的平台。互联网为贫困地区提供的特色产品电子商务机会、旅游营销机遇也格外明显。因此,应特别重视发挥互联网+精准扶贫,对于扶贫工作有着积极的推动的作用。在贫困地区的旅游开发中,互联网+精准扶贫,可以借助互联网+云计算平台系统大显身手。一方面,可介入目的地与旅游产品营销、社区就业培训、旅游安全监管和市场组织等方面工作,另一方面,还可为来访的旅游者提供信息服务。

最后,"互联网+精准扶贫"是提高贫困人口素质的途径。扶贫的关键在于扶人、扶志、扶智。互联网+精准扶贫能缩小贫困地区与发达地区的数字鸿沟、文化鸿沟,提高贫困地区人口素质,从而解决贫困的根源问题。做实"村村清户户清",扣好精准扶贫的"扣子"。

在 2018 年 5 月 26 日"中国国际大数据产业博览会·大数据助力精准扶贫"高端对话交流中,阿里巴巴董事局主席马云分享阿里巴巴参与全面脱贫攻坚的心得。他认为,精准扶贫要授人以渔,也要"造鱼塘",并希望更多的人特别是阿里巴巴员工参与到这场"脱贫攻坚战"。在马云看来,过去的联产承包责任制,解决了土地上种出来的东西属于谁的问题。今天借助大数据、互联网技术可以解决土地上种出来的东西卖给谁的问题,让土地增值,农民觉得土地有利可图才会回到土地。

就我看来,进入新时代,走上创新之路,"互联网+精准扶贫"大有可为、大有作为。互联网改变了几乎每个人的生活，并让精准扶贫插上互联网的翅膀。在国际消除贫困日，百度副总裁及 CEO 助理梁志祥对新闻媒体表示：互联网技术的发展为"精准扶贫"带来巨大空间，百度有责任和义务在社会公益领域起到带头作用，运用百度的技术和产品优势，在完成国家扶贫目标中发挥表率作用，更好地扶助弱势群体、奉献爱与关怀。

第七节　互联网＋数字经济

中国作为 2016 年 G20 杭州峰会主席国，首次将"数字经济"列为 G20 创新增长蓝图中的一项重要议题。在杭州峰会上，通过了《G20 数字经济发展与合作倡议》，这是全球首个由多国领导人共同签署的数字经济政策文件。该倡议敏锐地把握了数字化带来的历史性机遇，为世界经济摆脱低迷、重焕生机指明了新方向，提供了新方案，带来了新希望。

一年以后，2017 年 12 月，第四届世界互联网大会在杭州乌镇召开，根据第四届世界互联网大会报告，截至 2017 年 6 月，全球网民总数达 38.9 亿，普及率为 51.7%，其中，中国网民规模达 7.51 亿，居全球第一。发展数字经济已经成为全球主要大国和地区重塑全球竞争力的共同选择，目前全球 22% 的 GDP 与涵盖技能和资本的数字经济紧密相关，中国的数字经济占 GDP 比重达三成。以互联网为代表的新一轮科技和产业革命形成势头，人工智能等新兴技术成为全球创新的新高地。

一　数字经济

数字经济是一个抽象的网络经济系统，在这个系统中，数字技术被广泛使用并由此带来了整个经济环境和经济活动的根本变化。简单地说，数字经济是指以使用数字化的知识和信息作为关键生产要素，以现代信息网络作为重要载体，以信息网络技术的有效使用作为效率提升和经济结构优化的重要推动力的一系列经济活动。从经济形态上讲，数字经济是随着信息技术革命发展而产生的一种新的经济形态。

数字经济受到梅特卡夫法则、摩尔定律和达维多定律三大定律的支配。梅特卡夫法则，就是指网络价值以用户数量的平方的速度增长；摩尔定律，是计算机硅芯片的处理能力每 18 个月就翻一翻，而价格以减半数下降。达维多定律，指进入市场的第一代产品能够自动获得 50% 的市场份额，所以任何企业在本产业中必须第一个淘汰自己的产品。实际上达维多定律体现的是网络经济中的马太效应，马太效应，其实就是指强者越强，弱者越弱的观念。正是由这三大定律决定了数字经济具有以下七个基本特征。

（一）快捷性

首先，互联网突破了传统的国家、地区界限，被网络连为一体，使整个世界紧密联系起来，把地球变成为一个"村落"。其次，突破了时间的约束，使人们的信息传输、经济往来可以在更小的时间跨度上进行。再次，数字经济是一种速度型经济。现代信息网络可用光速传输信息，数字经济以接近于实时的速度收集、处理和应用信息，节奏大大加快了。

（二）高渗透性

今天，迅速发展的信息技术、网络技术，具有极高的渗透性功能，使得信息服务业迅速地向第一、第二产业扩张，使三大产业之间的界限模糊，出现了第一、第二和第三产业相互融合的趋势。

（三）自我膨胀性

从网络专业名词上讲，数字经济的价值等于网络节点数的平方，这说明网络产生和带来的效益将随着网络用户的增加而呈指数形式增长。在数字经济中，由于人们的心理反应和行为惯性，在一定条件下，优势或劣势一旦出现并达到一定程度，就会导致不断加剧而自行强化，出现"强者更强，弱者更弱"的"赢家通吃"的垄断局面，这就是网络经济种的马太效应。

（四）边际效益递增性

主要表现为：一是数字经济边际成本递减；二是数字经济具有累积增值性。

（五）外部经济性

网络的外部性，指每个用户从使用某产品中得到的效用与用户的总数量有关。用户人数越多，每个用户得到的效用就越高。

（六）可持续性

数字经济在很大程度上能有效杜绝传统工业生产对有形资源、能源的过度消耗，造成环境污染、生态恶化等危害，实现了社会经济的可持续发展

（七）直接性

随着网络技术的发展，经济组织结构趋向扁平化，处于网络端点的生产者与消费者可直接联系，而降低了传统的中间商层次存在的必要性，从而显著降低了交易成本，提高了经济效益。

综上所述，数字经济的本质在于信息化。信息化是由计算机与互联网等生产工具的革命所引起的工业经济转向信息经济的一种社会经济过程。具体说来，信息化包括信息技术的产业化、传统产业的信息化、基础设施的信息化、生活方

式的信息化等内容。

二　数字经济发展的大趋势

数字经济是指以使用数字化的知识和信息作为关键生产要素、以现代信息网络作为重要载体、以信息通信技术的有效使用作为效率提升和经济结构优化的重要推动力的一系列经济活动。作为一种新的经济形态，数字经济成为经济增长的主要动力源泉，成为转型升级的重要驱动力，也是全球新一轮产业竞争的制高点。

（一）大趋势之速度成为关键竞争要素

展望与发展。随着消费者的需要不断变化和竞争对手不断出现，产品与服务的更新周期越来越快。这要求企业以最快的速度对市场做出反应、以最快的速度制定新的战略并加以实施、以最快的速度对战略进行调整。

迅速反应和迅速调整都要求企业建设自身的"数字神经"系统，未来几年中，百分之七十的中国企业将建设自己的信息共享平台。

（二）大趋势之跨企业的合作成为必然选择

展望与发展。速度的压力使得企业必须通过合作进行资源整合和发挥自己的核心优势。规模经济的要求、新产品研发等巨额投入的风险也迫使企业必须以合作的方式来分担成本，甚至是与竞争对手进行合作，形成合作竞争的关系。

信息技术手段特别是互联网技术极大地降低了合作沟通的信息成本，使得广泛的、低成本的合作成为可能。通过信息平台而不是组织整合平台，伙伴间形成了虚拟企业。这样的虚拟企业既具有大企业的资源优势，又具有小企业的灵活性，为合作的各方带来极大的竞争优势。未来中国企业百分之六十的网络应用是用于内部业务和伙伴的业务沟通。

（三）大趋势之行业断层、价值链重构和供应链管理

展望与发展。在信息技术的快速发展的冲击之下，许多行业出现了大的断层，产业的游戏规则在变化、新的对手来自四面八方、新的供应商随时产生。这种断层既对行业中的现存者提出了挑战，又为新生者提供了机会，各个行业都不同程度地存在行业重新洗牌的机会。许多中间环节面临消除的危险，他们被迫提供新的、更大的价值；许多企业进入价值链的其他环节（上游或下游）；制造业向服务业转型或在价值链中重新定位（如从品牌制造商转为 OEM 制造商）等。中国金融（招商银行和平安保险）和家电行业（海尔及美的）已经开始了行动。

（四）大趋势之大规模量身定制成为可能

展望与发展。传统经济中，商品或服务的多样性与到达的范围是一对矛盾。大众化的商品总是千篇一律，而量身定制的商品只有少数人能够享用。

数字技术的发展改变了这一切。企业现在能够以极低的成本收集、分析不同客户的资料和需求，通过灵活、柔性的生产系统分别定制。国外汽车和服装行业提供了许多成功的例子。大规模量身定制生产方式将给每个客户带来个性化的产品和服务，同时要求企业具备极高的敏捷反应能力。数字经济进入新时代已经开始，中国经济正从"高速增长阶段"阔步走向"高质量发展"的新阶段。

第八节　互联网 + 共享经济

共享经济，是互联网时代的一个网络名词，是一种新的经济模式，也是一种新的经济业态。最早提出"共享经济"概念的是被称为共享经济鼻祖的美国人罗宾·蔡斯（Robin Chase），她首次提出的共享经济的公式："产能过剩 + 共

享平台＋人人参与"。罗宾·蔡斯认为，过剩的资源是尚未被开发的巨大宝藏，也是很多共享经济业态存在的基础。她说：对比一下可以发现，传统经济形态下，找到一份工作取决于老板是不是雇用你，以及你是不是喜欢这份工作，社会中的各个方面对你也是一种全职工作的要求、安排和期待。而在共享经济的新经济形态下，个人的创造力更容易被激发出来，工作安排更灵活，收入也更丰富。所以，新经济形态下，在力所能及的前提下，一个人甚至可以同时参加6份工作。在罗宾·蔡斯看来，共享经济最重要的因素之一是人口密度，中国在这方面非常有优势，如果在这方面深度挖掘的话，会给中国在共享经济方面带来更多的机会。

一　什么是共享经济

什么是共享经济？

从广义上讲，共享经济是指拥有闲置资源的机构或个人有偿让渡资源使用权给他人，让渡者获取回报，分享者利用分享自己的闲置资源创造价值。从狭义上讲，共享经济是指以获得一定报酬为主要目的，基于陌生人且存在物品使用权暂时转移的一种商业模式。简单地说，共享经济就是个体之间进行的直接交换商品与服务的系统，从简单的搭车，到共享房子，到闲置物品的租赁交换等都是共享经济的功能。

从本质上讲，共享经济具有：闲置资源、使用权、连接、信息、流动性五个要素。是通过整合线下的闲散物品或服务者，盘活需要资源，让他们以较低的价格提供产品或服务。

从结构分析，共享经济的本质就是整合线下的闲散物品或服务者，让他们以较低的价格提供产品或服务。

二 共享经济的特征

共享经济将成为社会服务行业内最重要的一股力量,共享经济将激活第三产业。共享经济是一个去中介化和再中介化的传导过程。共享经济平台的出现,在前端帮助个体劳动解决办公场地(WeWork 模式)、资金(P2P 贷款)的问题,在后端帮助他们解决集客式营销的问题。同时,平台的集客效应促使单个的商户可以更好地专注于提供优质的产品或服务。

(一)借助互联网作为信息平台

通过公共网络平台,人们对企业数据采取的是一种个人终端访问的形式。员工不仅能访问企业内部数据,还可将电脑、电话网络平台全部连通,让办公更便捷。智能终端便携易用、性能越来越强大,让用户使用这些设备来处理工作的意愿越来越明显。例如,房屋出租网架起了旅游人士和家有空房出租的房主合作桥梁,用户可通过网络或手机应用程序发布、搜索度假屋租赁信息并完成在线预定程序。

(二)以闲置资源使用权的暂时性转移为本质

"共享型经济"将个体所拥有的闲置资源进行社会化利用。更通俗的说法是,分享型经济倡导"租"而不是"买"。物品或服务的需求者通过共享平台暂时性地从供给者那里获得使用权,以相对于购置而言较低的成本完成使用目标后再移转给其所有者。

(三)以物品的重复交易和高效利用为表现形式

共享经济的核心是通过将所有者的闲置资源的频繁易手,重复性地转让给其他社会成员使用,这种"网络串联"形成的分享模式把被浪费的资产利用起来,能够提升现有物品的使用效率,高效地利用资源,实现个体的福利提升和社会整体的可持续性发展。

三　共享经济的社会意义

共享经济的概念近两年来一直受到广泛的关注，人们将这一理念的普及视为更便捷生活到来的标志。在北京、广州、杭州等多个城市，继共享单车、共享汽车之后，共享充电宝、共享篮球、共享雨伞等共享经济新形态不断涌现，并成为新一轮资本蜂拥而至的"风口"。

（一）共享经济助推城市管理

交通拥堵、生态资源紧张、劳资矛盾、收入分配不公、邻里冷漠是制约多数城市发展的普遍难题。在共享经济理念下，地方政府可以开展广泛的发展合作，通过城市信息共享、人力资源共用，有助于缩小城乡差别和区域不平衡问题。共享自行车和汽车改变了城市旨在改善交通的政策，共享汽车还能减少尾气排放，共享私人住宅还能平衡城市住房供需关系，共享经济甚至还可以通过稳定社会网络来解决城市犯罪问题。共享模式切入政治程序，成为民主化进程的重要促进因素。

（二）共享经济拉动共享生活

提到共享，相信很多人都不陌生。共享单车、共享雨伞、共享充电宝……形式多样的共享经济形态如雨后春笋般出现在大家的生活当中，应接不暇。而扬速集团的共享平台，本着"共享生活、共享服务"的理念，整合所有社会服务、产品和资源，推出涵盖衣食住行的共享平台，无论线上线下，均可实现共享。这不仅为用户免费获得商品和服务提供了可能，更是在为消费者传达一种新型的消费模式。

（三）共享经济促进城市交通共享

滴滴出行创始人、董事长兼首席执行官程维表示，过去五年的时间已经有2100万的车主加入了汽车分享的队伍。滴滴平台上的拼车业务，每天已经超过两百万订单。相信，十年以后，汽车会有超过 50% 为共享设计，新的交通会向着分享、智能和新能源的方向发展。

作为共享单车的代表企业，摩拜单车联合创始人兼首席执行官王晓峰则表示，中国正在成为全球共享经济中心，共享单车连接各种出行方式的"新出行"时代已经到来。

（四）共享经济提出生态共享

生态共享，不是指自然生态和谐共享，它是一个城市幸福指数和综合实力的重要指标。如果你只是一个独立 APP，你所有的技术推广、商业变现全靠你自己，没有人可以帮助你，所以成功的概率非常低。因为，未来所有的内容、技术、用户、商品是共享的。如果你把苏宁的各种实体业态如云店、母婴、超市、体育等专业店面比喻成为 APP，那么这些 APP 就相当于地产行业的个性化手机 APP，通过大数据挖掘用户信息，就可以在商业运营上为用户提供精准的商品和服务，这就是生态共享运作模式。

其实，生态共享的运作模式就是借用互联网平台连接一切，从个人到行业、地区，一直到企业，人性化地提供移动互联互通操作平台，让对方进入到生态共享系统，实现技术共享、用户共享、内容共享、商品共享、商业价值共享。

第九节　互联网 + 天麻大数据发展与应用

从美国硅谷到中国北京，从中关村到贵阳，大数据的话题正在传播应用。一个大规模生产、分享和应用数据的时代已经开启，大数据开启了一次重大的时代转型。大数据时代，名副其实地成为了一个信息时代。

大数据（Big data），指在可承受的时间范围内用常规软件工具进行捕捉、管理和处理的数据集合。

大数据 5V 特点：

一、Volume（大量）。数据大量，包括采集、存储和计算的量都非常大。大数据的起始计量单位至少是 P（1000个 T）、E（100 万个 T）或 Z（10 亿个 T）。

二、Velocity（高速）。数据高速，指数据增长速度快，处理速度也快，时效性要求高。

三、Variety（多样）。数据多样，包括结构化、半结构化和非结构化数据，具体表现为网络日志、音频、视频、图片、地理位置信息等，多类型的数据对数据的处理能力提出了更高的要求。

四、Value（价值）。数据价值，指数据的密度相对较低，或者说是浪里淘沙却又弥足珍贵。随着互联网以及物联网的广泛应用，信息感知无处不在，信息海量，但价值密度较低，如何结合业务逻辑并通过强大的机器算法来挖掘数据价值，是大数据时代最需要解决的问题。

五、Veracity（真实性）。数据真实，指数据的准确性和可信赖度，即数据的质量。

随着现代信息技术的不断发展，世界已跨入了互联网＋大数据时代。全球正掀起以融合、渗透、创新为特点的新一轮信息革命。大数据已成为世界主要国家抢占新一轮经济和科技发展制高点的重大战略选择。党中央、国务院高度重视大数据发展。党的十八届三中全会明确提出"十三五"期间要实施国家大数据战略，推进数据资源开放共享。国务院《促进大数据发展行动纲要》中也明确指出要全面推进大数据发展和应用，加快政府数据开放共享，深化大数据在各行业创新应用，通过建设数据强国，提升政府治理能力，推动经济转型升级。

中国国际大数据产业博览会，于 2018 年 5 月 26 日在贵阳开幕。中共中央政治局委员、全国人大常委会副委员长王晨出席开幕式，宣读了习近平主席的贺信并致辞。贺词中习近平指出，当前，以互联网、大数据、人工智能为代表的新一代信息技术日新月异，给各国经济社会发展、国家管理、社会治理、人民生活带来重大而深远的影响。把握好大数据发展的重要机遇，促进大数据产业健康发展，处理好数据安全、网络空间治理等方面的挑战，需要各国加强交流互鉴、深化沟通合作。

习近平强调，中国高度重视大数据发展。我们秉持创新、协调、绿色、开放、共享的发展理念，围绕建设网络强国、数字中国、智慧社会，全面实施国家大数据战略，助力中国经济从高速增长转向高质量发展。希望各位代表和嘉宾围绕"数化万物·智在融合"的博览会主题，深入交流，集思广益，共同推动大数据产业创新发展，共创智慧生活，造福世界各国人民，共同推动构建人类命运共同体。

王晨指出，习近平主席的贺信，充分体现了党中央、国务院对大数据产业发展的高度重视。我们要深入学习贯彻习近平新时代中国特色社会主义思想，特别是关于全面实施国家大数据战略的重要指示精神，加快大数据创新应用，推动经济社会高质量发展。

王晨强调，大数据是推动全球经济发展的重要机遇。中国愿同世界各国一道，秉持开放、合作、包容、普惠的原则，共享发展机遇，致力于发展大数据等新一代信息技术，深化全球大数据应用，构建全球网络空间命运共同体，实现世界共同繁荣发展。

今天，大数据已经成为了国家基础性战略资源，发展大数据与云计算成为了国家战略。其实。大数据与云计算是一个问题的两个方面：大数据是问题，云计算是解决问题的方法。提高云计算对大数据进行分析、预测，使得决策更加精准，释放出更多数据的隐藏价值。

进入新时代以来，传统产业转型升级的加快、工业整体素质的稳步提升，城镇化水平的不断提高和吸纳就业的能力不断增强，为农业现代化发展创造了良好的机遇和条件。可以说，对天麻产业转型升级，其实就是天麻大数据的发展与运用。譬如，大数据、云计算的应用，是突破天麻种质资源保护与利用的难题和实现天麻产业高新发展的重要途径。加速推进天麻产业的发展，需要充分利用现代科技方法和互联网技术，搭建大数据和天麻产业的结合平台。大数据的发展与应用，有助推天麻产业的精准扶贫。推动天麻产业大数据发展与应用，必须遵循信息化发展趋势和互联网＋天麻产业规律，坚持协同创新，数据共享，形成从数据采集、数据分析到数据决策、数据共享的天麻大数据产业新业态。

新时代，新时期、新产业、新发展。当代农业的发展在科技、出路在科技、潜力也在科技，今天的科技除了学科的科技外，就是互联网，就是大数据。从天麻产业来讲，大数据是天麻产业的发展不可或缺的支持资源，用大数据支持生产、加工、营销、服务，促进创新是天麻产业的发展趋势。为了推动天麻产业大数据的发展与应用，呼吁成立天麻产业大数据发展与应用联盟，通过有效的联通机制，携手政府、产业、金融、学术与社会各界的合力，集智慧、图创新，推动天麻产业数字化建设，用大数据驱动天麻产业的发展。

在互联网时代，新技术是农业生产力得到提升的最有效方式之一，通过大数据、云计算、人工智能与物联网技术激活天麻产业生产力，为农民增产创收，这已经走出了一条行之有效的实践之路。大数据是未来趋势，真正的大数据的时代才刚刚开始，天麻产业在大数据时代，要应用大数据先拔得头筹。在天麻产业发展中，要集中展示大数据的新理念、新发展、新实践、新成果、新业态，更好地促进大数据与天麻产业发展与应用、大数据与天麻种质资源保护与利用、大数据与天麻合作社产业融合应用与发展。

后 记

　　声名远播的小草坝天麻，文化千载，药食不言。它浑身上下，由里到外，就是一门文化，一件天宝，一种思想；一件物华天宝，一种药食思想。在中国的六个天麻产业大省中，即云南、贵州、四川、湖北、陕西、吉林，小草坝天麻虽业不出众，却表现出惟我独尊、粗犷豪放的乌蒙之魂。难怪有人形容小草坝天麻是乌蒙山的汉子，炉火纯青，滋味浓厚。其实，小草坝天麻就是一门文化，一件天宝。

　　正确认识小草坝天麻，是正确把握小草坝天麻的物质观、历史观、文化观、药食观的先决条件。在我们看来，小草坝天麻的物质观是指，用天麻学科理论去研究小草坝天麻的形态特征、生物学特征、生化学特征、药理学特征、保健学特征，以及天麻文化学思想；小草坝天麻的历史观是指，用历史的、发展的、变化的观点去认识小草坝天麻，研究小草坝天麻，弘扬小草坝天麻；小草坝天麻的文化观是指，用天麻文化学的基本原理：两性矛盾和三个特征来研究小草坝天麻的物质性和文化性。小草坝天麻的药食观是指，用中医学的理论知识和天麻的药理成分，食疗行为，来品味小草坝天麻。

　　小天麻，大文化。

　　两千多年来，天麻的历史文化已经证明，小草坝天麻药食的应用与发展具有自身的发展规律。历史上，当我们的祖先采挖天麻、炮制天麻、药食天麻的农业活动适应了自身的发展规律时，加之两汉时期农耕文化发展到达鼎盛时，天麻药食文化就会得到迅猛的发展，区位也彰显出人杰地灵。譬

213

如，公元 225 年，诸葛亮南征平定南中。武侯大军来到瘴雨蛮烟之地的大草坝（今小草坝）。蜀军将士长途跋涉，因水土不服，患上了蛊毒恶气之疾，安营扎寨于"七星营"休整。当地的夷人首领济火看到了武侯大军部分将士患上了头痛、眼疾之症，随后济火送来了天麻。将士们吃了济火送来了天麻后，很快治愈了头痛和眼疾，恢复了体力，走出了大山，前往滇池为诸葛亮顺利平定南方奠定了基础。大唐盛世，据《唐宫惊变》记载：唐明皇李隆基每日清晨必调服一盅天麻粉后方才临朝理政。在唐明皇的益寿生活中，天麻被视之为滋补首选，益寿珍品。到了清代，天麻贸易发展更加兴旺，小草坝天麻名副其实地成为朝廷贡麻。据《叙州风物志》记载：乾隆五十年（公元 1785 年），正值乾隆皇帝寿辰。这年，四川宜宾知府为了向皇上献媚。派心腹到小草坝采购天麻，朝贡高宗爱新觉罗·弘历。《叙州风物志》曰："贡天麻为叙府之要务，每年派员从乌蒙 (今昭通) 之小草坝购得，马帮入川，载以官船，直送京都，皇上分赠诸臣，文武要员以获此赏为荣"。不难看出，盛世就能兴业，平安农业经济就发展。反之，发展就受到阻碍。

小草坝天麻作为一种名贵的中药材，入药已有两千多年了。从唯物主义哲学的发展观上讲，小草坝天麻不是一种静止的、不变的经济作物，而是发展的、变化的养生食品，它经历了药用、食用及药食同用，直至成为今天人们喜欢的既是食品又是中药材的物品。如果我们把小草坝天麻仅仅视之为大自然赐予人类的神草，能吃的"农业产品"，这无疑是不公平的。在漫长的历史岁月中天麻不但丰富了中国药食物文化，而且在世界食物文化中也占有重要的地位，在人类文明史上，谱写了光辉绚丽的一页。

他山之石，可以攻玉。

今天的小草坝已经名副其实地成为了世界天麻原产地，

中国天麻文化圣地，初步形成了当今中国天麻产业创新研发基地，天麻科技聚集区——天麻硅谷。这一切荣誉和成就都和一个人分不开，他就是杨昆宁教授。

2014年～2018年的五年里，杨昆宁教授扎根于小草坝，流连风景，田野调查，体察风物，挖掘天麻文化，构建出中国天麻文化发展体系。2015年10月，由他主导建成了中国第一家以天麻为主题的"中国天麻博物馆"。2017年5月，由杨昆宁教授主编出版了《天麻文化》（珍藏版）刊物。同年9月，杨昆宁教授又创意策划了经中国邮政集团公司批准，由中国邮政集团公司重庆分公司制作发行的"英国（海外）圣经公会《东方地图》百年纪念邮折"，首次用邮折的形式，向世人提出了"小草坝天麻甲天下"，坐实了"小草坝世界天麻原产地"之名。2018年1月，杨昆宁教授撰写出《天麻文化学》专著，建立了中国天麻文化学，被誉为"中国天麻文化缔造者"。

砥砺奋进，再续辉煌。

2018年是国家"十三五"规划承前启后的关键一年。今年彝良县委、县人民政府将继续推动小草坝天麻产业创新、产品研发，更加坐实"小草坝世界天麻原产地"之美誉。在即将建成的"小草坝天麻国际交易中心"开市之际，将邀请国内互联网业内大咖和天麻产业著名商家前来参会，一起"聚智慧、谈创新、论产业"。小草坝天麻国际交易中心的建成，不仅照亮小草坝、增绿小草坝，还要润色小草坝、繁荣小草坝，让小草坝天麻产业在新时代再续辉煌。

彭苑华　彭昭德
2018年夏于小草坝天麻庄园